真爱到底是什么？

真爱是委身，真爱不惧怕，真爱愿付出，

真爱不伪装，真爱能饶恕……

HEALTHY SEXUALITY
AND MARRIAGE

性福人生

性福婚姻

"性不性" 大有关系？

翻开本书，你将有不一样的 "性" 福观！

叶高芳　李怀恩 / 著

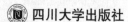

四川大学出版社

责任编辑:敬铃凌
责任校对:余　芳
封面设计:邓　涛
责任印制:王　炜

图书在版编目(CIP)数据

性福人生　性福婚姻 / 叶高芳，李怀恩著. 一成都：
四川大学出版社，2015.10
（婚姻家庭系列）
ISBN 978－7－5614－9049－5

Ⅰ.①性…　Ⅱ.①叶…　②李…　Ⅲ.①性知识－普及
读物　Ⅳ.①R167-49

中国版本图书馆 CIP 数据核字（2015）第 242267 号

简体中文版权授权深圳市爱及特文化发展有限公司
四川省版权局著作权合同登记图进字 21－2015－191 号

书　名	性福人生　性福婚姻	
	Xingfu Rensheng　Xingfu Hunyin	
著　者	叶高芳　李怀恩	
出　版	四川大学出版社	
地　址	成都市一环路南一段 24 号 (610065)	
发　行	四川大学出版社	
书　号	ISBN 978－7－5614－9049－5	
印　刷	深圳市希望印务有限公司	
成品尺寸	170 mm×230 mm	
印　张	10.375	
字　数	106 千字	
版　次	2015 年 11 月第 1 版	◆读者邮购本书，请与本社发行科联系。
印　次	2015 年 11 月第 1 次印刷	电话:(028)85408408/(028)85401670/
定　价	32.00 元	(028)85408023　邮政编码:610065

◆本社图书如有印装质量问题，请
寄回出版社调换。
◆网址:http://www.scup.cn

序　有真有爱，全人成长

／国际真爱家庭协会

真爱到底是什么？真爱是委身，真爱不惧怕，真爱愿付出，真爱不伪装，真爱能饶恕。

以这样的真爱为基础去经营婚姻家庭、亲子关系，就能为自己、为配偶、为儿女带来全人的成长。

那么，何谓"全人成长"？

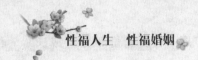

"全人成长"指四个"Q"的平衡发展：智慧（IQ，即Intelligence Quotient，智慧商数）；身量（HQ，即Health Quotient，健康商数）；信仰（SQ，即Spiritual Quotient，灵性商数）；与人的关系（EQ，即Emotional Quotient，情感商数）。

IQ 要操练

IQ包括知识、学问、艺术、旅行、理财、思维能力等方面的成长。

HQ 很重要

HQ包括身体的健康及保养、日常生活的卫生、性知识、健康的起居、饮食习惯及乐观态度等。

SQ 至紧要

SQ包括信仰、价值观、人生观等。

EQ 不可少

EQ包括了解及培养亲情、人际关系、普通朋友和异性朋友的交往、表达感情、沟通、解决冲突、自制能力等。

本书涵盖生命的四个面向，附有习作及讨论题目，衷心期盼这一系列适用于个人、夫妻、小组及社区读书会，能帮助每一位使用者：有真有爱，全人成长！

自序　上天创造美好的"性"

/叶高芳　李怀恩

　　"性"是人类极具动力的原始本能，这种本能影响人的行为、态度、职责和生活，它也是婚姻生活中的基本要素。有史以来，人类都希望去了解"性"，与它取得和谐。而今日的社会里，"性"比以前更受人注目，人们谈论它、思考它、经历它并想驾驭它，以提升生活质量，增加生活乐趣。

　　然而，在我们的社会中，还有许多人忌讳公开谈论"性"。虽

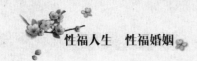

然现今对于性方面所提供的知识（包括明与暗、正确与歪曲的）远比过去多，但令人忧心的是，许多人仍不能分辨明与暗、正确与歪曲的性知识，以致对"性"仍感迷惑；一些夫妻未能享受到"性福"，反而忍受着"性祸"。

大众传播媒介对"性"正确、诚实且负责任的谈论，可以说是一般人获得正确知识的最好方法。可惜有些报纸、杂志或电影、图书，只夸张渲染肉欲方面的"性"或有意歪曲事实，结果使"性"变成廉价的"货品"，而且把"性"从必要的夫妻关系中隔离出来，使它成为一种生理的展示、一种可以随心所欲的男女激情活动，让人对"性"更感迷惑甚至厌恶。在当今社会里，性在婚姻中所代表的关爱、真情、责任和尊重等意义已为很多人所忽略。

"性"不仅是个人的事，也是社会的事，社会有责任提供正确完善的性教育。对于今日文明社会的生活，性教育的重要性远胜以往，因此深盼正确性教育的实施，使青年男女在婚前即有相当的准备，婚后更有和谐的性生活。夫妻共同探讨、了解并享受到美满的性生活，实乃婚姻生活中夫妻应当共同努力的重要目标之一。

"性"是上天所创造且赐给夫妻的最美好的礼物，我们真诚地祝福每一位读者与您现在或未来的亲密佳偶都有性福人生和性福婚姻。

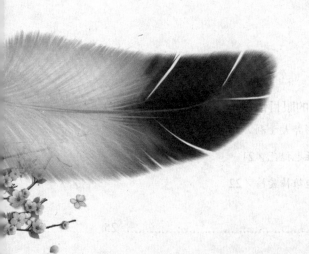

目　录

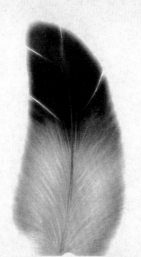

HEALTHY SEXUALITY
AND MARRIAGE

一　性福人生

1 圣经的性爱观

上天的心意乃愿男女在婚姻中的性结合里，
享受最高的祝福与喜乐，
它包含了延续生命、放下自我、成全对方、
融为一体的分享及全然欢愉等内涵。

　　基督教信仰者认为，圣经创世纪的故事表明男女地位平等，彼此互相依存。换句话说，就是承认有男女两性这个事实，两性之间有性的特征，有永恒的爱的交流，有完美的沟通……这开阔了我们对性的狭窄观念——"性"当然包括性爱，但"性"绝不止于性行为，而更基于"关系"。

　　夫妻间的性爱是上天在创造人类时即有的计划，婚姻的"床"在上天的眼中是个神圣的所在。"婚姻，人人都当尊重，床也不可污秽……"上天的心意乃愿男女在婚姻中的性结合里，享受最高的祝福与喜乐，它包含了延续生命、放下自我、成全对方、融为一体

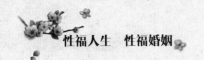

的分享及全然欢愉等内涵。

生命的联合

不灭的印记

　　基督教信仰者认为，圣经禁止婚外的性行为是因为此举违背了婚姻的内在含意。婚外性行为是在没有与对方的生命产生联结之时，却与之进行一个使生命联结的举动。男女性交的举动所产生的影响，比我们想象的要深远得多。"岂不知与娼妓联合的，便是与她成为一体吗？"男女双方面对面之接触、交合，无论好坏，都将在对方身体与心灵上留下永不能除灭的印记。这对那些喜欢逢场作戏或轻易尝试婚前性行为的年轻男女是一个严肃的警告。

最亲密的人际关系

　　基督教信仰者认为，只有在婚姻内的赤身露体是一例外。对另一个人裸裎相向，表示对他完全坦诚、信任、开放，表示对他毫无保留地委身与付出。因为在赤裸中，一个人完全卸下武装与自我防卫，暴露其最易受伤害之处，把自己的隐秘完全敞开，这必须是在彼此有充分的安全感之下才有可能一起进入的境界，是一种最亲密的人际关系，是在婚约的承诺下方能实现的。

圣经学者卡尔·巴特（Carl Barth）认为《雅歌》是"二人赤身露体，并不羞耻"的注释。圣经中没有其他的经文像《雅歌》那样大篇幅地刻画、歌颂两性之间的事，《雅歌》对夫妻间全然相爱、欢喜、全然愉悦有最生动的描述。

从婚姻中体验真爱

性关系应当在充满生命、丰富又真诚的情感中，在婚姻所带来的安全感里得到享受，不断地变化，并获得成长。"我所爱的你，何其美好！何其可悦，使人欢畅喜乐！"夫妻间的性行为不只是为了传宗接代，夫妻在婚姻关系内可以自由探索性爱的领域，体验性爱的温馨和欢愉，从而更深地体验真爱。在婚姻内能享受性爱以及完全的合一与满足，这是极大的幸福。

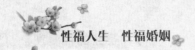
◎ 省思与讨论

1. 如何在被祝福的夫妻关系前提下追求性福人生？

———————————————————————

———————————————————————

2. 未婚者请为你拥有一个"性的"身体感谢上天；已婚者请为你拥有性福的婚姻生活感谢上天。

———————————————————————

———————————————————————

2 男女性趣的差异

有些女性看多了爱情文艺小说或电影，

常幻想那些如梦如诗的情景

也会出现在自己的婚姻中；

为追逐所谓的"理想"

而忽略了现实的生活，实属不智。

哪里出了问题?

许多常被丈夫错怪为性冷感的姐妹们，可能对这种指责还会有"吾道不孤"的感觉。似乎这个在婚姻中被认为最令人欢悦、最使人向往、最能代表二人成为一体的亲密接触，在实际生活中，却是许多女性认为的"苦差事"！到底哪里出了问题?

性生活不协调的原因固然很多，但夫妻的性关系就像一面镜子，能反映生活的其他方面。其中有一点是常常被忽视的，那就是

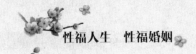

男女在性反应上的差异。婚姻所面临的最大挑战，就是夫妻双方接受并努力适应彼此在性方面的差异。做丈夫的务必牢记一点：你的妻子是与你很不相同的个体，她不但是与你不同的人，而且是个"女人"。

不少已婚男女对配偶身体结构的认识真是少得可怜，实在需要好好学习。

瓦斯炉与电磁炉

有人说，男人为"性"而"爱"，女人为"爱"而"性"。这句话虽不完全正确，却也包含几分道理。一般来说，女人的性欲起伏与其生理周期有关，男人却随时都可能会产生性冲动。

至于做爱的过程方面，打个比方来说：男人像瓦斯炉，开关一开，火就冒出来，开关一关，火就马上熄灭；女人却像电磁炉，开关虽然开了，但需要一段时间电炉才会热起来，而且关了之后也是慢慢才会冷却，有时余温还可温一小壶茶。

一般而言，男人性欲较强，需要性的次数比较多，比较在乎"量"；女人却重内涵，比较在乎"质"。

法国大餐或清粥小菜?

许多做妻子的,往往对性生活带有成见,每当丈夫有所要求时,就认为男人都差不多,成天所想的尽是"性"。然而"那回事"又是婚姻中不得不履行的义务,所以只好忍受。甚或一些"敬虔"的妻子会认为每做"那回事",属灵的生命似乎就会受些亏损,连带也对丈夫轻视起来。其实,这些都是错误的观点。

上天创造了"性",而人类社会设立了婚姻制度防止不道德的婚外性行为,因此在婚姻关系内,男女可享受性爱的欢愉,增加彼此的亲密感。做妻子的不需矜持,可尽情地将自己毫无保留地交给丈夫。就像所罗门王的新妇所说:"北风啊,兴起!南风啊,吹来!吹在我的园内,使其中的香气发出来。愿我的良人进入自己园里,吃他佳美的果子。"(歌4:16)同样地,丈夫亦当将自己毫无保留地交给妻子。

有些女性看多了爱情文艺小说或电影,常幻想那些如梦如诗的情景也会出现在自己的婚姻中;为追逐所谓的"理想"而忽略了现实的生活,实属不智。就拿"吃"来打比方吧!虽然在烛光下吃着一道道送来的法国大餐是非常有情调的;但是生活中穿插着清粥小菜或汉堡餐,既省时又省事,也一样可口。只要两人欢欢喜喜,一样水乳交融。

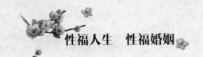

最好的春药

做丈夫的也要了解妻子在情感上的需要，明白她渴望与你亲密沟通。丈夫平时应当多用各种方式向妻子表达爱意，珍惜她，欣赏她，关心她；在做爱时不应自私地只求自己的满足，唱独角戏，而应体贴妻子的需要，从情感及肉体双管齐下。一位名医说得好："爱是到目前为止所能发现的最好的春药！"

夫妻双方若能认识并接纳彼此的差异，乐意成全、取悦对方，必能收获上天赐给夫妻的丰富、甜蜜、完全的合一与满足。

男女对爱的主要需求

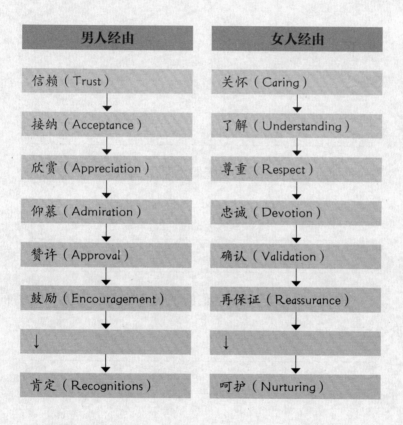

男人经由	女人经由
信赖（Trust）	关怀（Caring）
接纳（Acceptance）	了解（Understanding）
欣赏（Appreciation）	尊重（Respect）
仰慕（Admiration）	忠诚（Devotion）
赞许（Approval）	确认（Validation）
鼓励（Encouragement）	再保证（Reassurance）
↓	↓
肯定（Recognitions）	呵护（Nurturing）

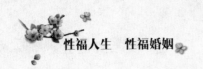

◎ 省思与讨论

1. 你对"男女性趣的差异"的看法和体会如何？

_____

_____

2. 你如何传达自己或察觉配偶今天有"性趣"？

_____

_____

3. 如何以具体的行动为你们的婚姻炮制"爱"这一"最好的春药"？

_____

_____

_____

3 性爱与亲密感

> 婚姻中的性爱就是这种最亲密的人际关系中
> 最亲密的沟通方式。
> 它不仅指实际的性交，也包括拥抱、爱抚、亲吻等，
> 更包含对配偶的认识及毫无保留的委身与付出。

个案：

我和先生结婚已经五年多了，有一个三岁大的孩子。由于先生工作十分忙碌，我们同房的次数很少，甚至两三个月才有一次。但是我们仍然十分亲密，他会拥着我入眠，平常也会搂搂我。有时我会想这样的性关系正常吗？

台湾人常称自己的妻子是"牵手"，意谓夫妻俩牵手共度生命中之甘苦。婚姻中的性爱就是这种最亲密的人际关系中最亲密的沟

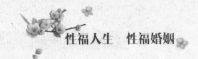

通方式。它不仅指实际的性交，也包括拥抱、爱抚、亲吻等，更包含对配偶的认识及毫无保留的委身与付出。

猜疑破坏了亲密感

夫妻俩赤裸相向时，不仅身体、肌肤、眼目的接触是赤裸裸的，而且感情、心思意念也是敞开的。赤裸的性关系使男女彼此一览无遗，不可能向对方隐瞒什么。虽然一方以为他可以掩盖，但事实上是藏不住的，另一方就是能感觉得出来。这也就是为什么许多人婚姻出现了问题，性生活也就不和谐了的原因。问题并非出在生理上或做爱技巧上，而是争执、伤害、猜疑、冷漠等破坏了双方的亲密感的缘故。有亲密的关系才会有性福的婚姻。

缺少或减少了性爱的婚姻，并不意味着一定失去了亲密感。有时，由于外在环境、身体的缺憾等不可抗因素，一些夫妻无法行房或减少了行房的次数，然而，彼此间仍能持守忠贞，维持亲密的婚姻关系。如日本名作家三浦绫子与其夫婿几乎没有性生活，但他们却仍然是一对令人称羡的恩爱夫妻。

夫妻俩欢喜就好

以前面的个案为例。当事人结婚才五年多，夫妻两人应当都还年轻，关系又亲密，却两三个月才行房一次，若经常如此，的确令人纳闷。到底是因为先生工作忙碌疲倦，所以没有时间或力不从心？还是有其他原因妻子尚未察觉？抑或是存在卧房不够隐秘，孩子打扰等外在因素？我们建议夫妻相互坦诚，找出真正的原因，除去障碍。如果是先生工作压力之故，不妨耐心引导他纾解出来。用些心思营造有情调的气氛，坦诚地和他沟通，表达妻子的心意。如果婚姻基础稳固，这些应该不是难事。

然而，夫妻若真的感觉彼此的关系很亲密，对婚姻也满意，也能接受这样的频率，那么，何必让那些统计的平均次数搅扰你呢？毕竟，夫妻俩认为适当的次数就是合宜的次数。

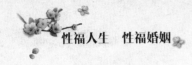

妨碍夫妻亲密的十大绊脚石

1.　我们对"谁当家"看法不一致	93%
2.　配偶很固执	87%
3.　有了小孩后降低了婚姻的满意度	84%
4.　配偶常做负面的批评	83%
5.　配偶缺少时间与精力与我共度休闲时光	82%
6.　配偶不愿分享心中感受	82%
7.　配偶总觉得我应该为我们之间的问题负责	81%
8.　为避免冲突，我总是采取回避的态度	79%
9.　我们很难共同完成一个计划或任务	79%
10.　我们之间的问题老是悬而未决	78%

◎ 省思与讨论

1. 请安排一个适当的时间，夫妻坦诚检视性生活的现状和满意度。

    _____

    _____

    _____

2. 你们的居家生活环境会影响到夫妻的性生活吗？怎么办？

    _____

    _____

    _____

3. 夫妻俩对性事的次数期待有差异时该怎么办？

    _____

    _____

    _____

4 五光十色的眼目情欲

时下的一些性治疗主张病患在做爱时
去想象电影中的情节，以增加做爱时的刺激。
但看A片而生出的性幻想容易使人产生淫念，
由此导致的婚外性关系更是不当。

个案：

我与内人结婚七年，近来对于床第之事觉得索然无
味，或许是因为工作压力大，或许是彼此太熟悉失去新鲜
感。有人建议我不妨夫妻两人一同观赏成人电影，借此激
发彼此的"性"趣，我们可以这样做吗？

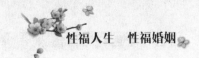

看成人电影弊大于利

成人电影（Adult Movie，俗称"A片"）一般可分成三类：

第一类，有情节的性爱电影

这类电影多是描述男女爱情故事为主，但有大量的性爱暴露镜头。导演为了强化性的浪漫，常会美化性爱的镜头。看这类电影容易产生两种后遗症：第一种是这些镜头容易刺激观众产生性幻想，并把电影中的浪漫情节投射在自己和配偶身上，然而现实生活又不如电影般浪漫，以致让人对现实婚姻更不满；第二种则是容易让观众误认为男女只要能享受美好的性爱便可，不必在乎两人是否有夫妻关系。

时下的一些性治疗主张病患在做爱时去想象电影中的情节，以增加做爱时的刺激。但看A片而生出的性幻想容易使人产生淫念，由此导致的婚外性关系更是不当。

第二类，纯粹的性行为，没有情节

这类电影很容易误导观众仅将性视作动物的行为，完全忽视性应以爱为基础的根本原则。影片中夸张的动作虽然易挑起人的性欲与幻想，亦有人认为可以从其中学习做爱的技巧，但却会产生以下负面影响：（1）一味强调技巧容易忽略夫妻问题的症结——夫妻关系，以致因果颠倒，无法真正解决问题。（2）观看这类电影不但不会让夫妻产生自信，反而容易使夫妻在比较后自叹弗如，因而产生压力，甚至产生自卑的情绪。殊不知这类影片都是经过摄影及剪接处理的，观众以为其性技巧、功夫是真实的，但实际上又有谁能如法炮制呢？

第三类，充斥暴力的性爱电影

这类电影中掺杂了许多性虐待、强暴等情节，容易误导观众把人不当作人，仅作为物品来对待，可以任意占用、伤害、使用并随意抛弃。这种电影感官刺激极强，但其负面影响也最严重，令很多不成熟的人产生模仿的冲动。在社会性犯罪、性暴力中有相当多个案的犯罪人就是受到这类片子的不良影响。

综合对以上三类 A 片的分析，可知这些影片虽可刺激夫妻的性欲，但其负面的影响更大。

失去爱，性也褪色

夫妻结婚一年也好，七年也好，都可能出现性生活索然无味的情形，原因主要如下：

（1）一成不变。如性生活的时间都是在睡前，地点都是在床上，次数也都固定，方式也缺乏变化，长此以往，夫妻对性容易感

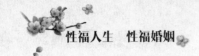

到索然无味。

（2）双方的爱情已经变质。若你对配偶已无爱情可言，即使才结婚一年也会对性生活感到乏味。

夫妻的性生活，关系比技巧更重要。性生活美满与否，并非单由性器官来决定，大脑和心才是真正牵动全身的主要器官。换句话说，彼此的感情、态度和关系，才真正决定性生活美满与否。

单靠性不能维持爱情

前面个案中当事人认为夫妻俩彼此太熟悉，以致性生活索然无味，这种说法存在一定矛盾。如果双方真的很熟悉彼此的身体和生理的反应，而且彼此互相了解，应该更容易相互配合，享受鱼水之欢。

男女不能单靠性来建立真正的爱情，夫妻也不单靠性来维持曾经有过的爱情；性只是爱情的润滑剂，建立在委身之爱及坦诚之心上。性生活固然可借技巧和学习改善，但若没有感情的滋润，性关系是无法长久和美满的；纵使性技巧再高超，那种满足也只是短暂的，有时反倒会产生负面的影响。

夫妻性生活如有障碍时，可寻求书本或专家的帮助。

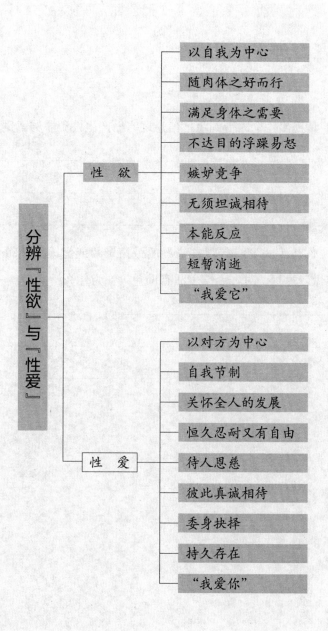

分辨『性欲』与『性爱』

性　欲
- 以自我为中心
- 随肉体之好而行
- 满足身体之需要
- 不达目的浮躁易怒
- 嫉妒竞争
- 无须坦诚相待
- 本能反应
- 短暂消逝
- "我爱它"

性　爱
- 以对方为中心
- 自我节制
- 关怀全人的发展
- 恒久忍耐又有自由
- 待人恩慈
- 彼此真诚相待
- 委身抉择
- 持久存在
- "我爱你"

◎ 省思与讨论

1. 请提出一个因受到色情信息之害而产生性犯罪的案例。

_____

_____

_____

2. 你认为夫妻一起观赏浪漫的爱情影片或健康的性教育电影（含有做爱过程）对夫妻性生活有助益吗？为什么？

_____

_____

_____

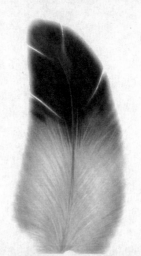

HEALTHY SEXUALITY
AND MARRIAGE

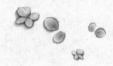

二　性福婚姻

5 有益于婚姻的性教育

"性"就像"吃"，

是人的一种基本需要，

但是食而知其味且享受吃的艺术，

就是一门学问了。

一对夫妻要享受性本能的真、善、美，

也需要接受教育、不断学习与长期调适。

谈到性教育，让我们先来看一个发生在第二次世界大战时期德国战俘营中的小故事。

集中营战俘们的生活是可想而知的，失去自由不说，衣食不全，又脏又乱，甚至连内衣裤都是一套到底，从来没有换洗的机会。那些联军战俘们，个个心中都怀有希望，重获自由回到故乡当然是最大的美梦，而换一套干净的内衣裤也是他们极为渴求、企盼的。

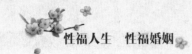

一天早上，一位德军指挥官召集战俘们，向他们宣布了两个消息，他说：

"一个是好消息，一个是坏消息：好消息是早上点名之后，准许各位换一套内衣裤。"

群众一阵欢呼，兴奋不已。指挥官接着又说：

"至于坏消息嘛，换内衣裤的方式是汤姆和杰克换，麦可和乔伊换，提姆和雷诺换……"

一言未已，群情大哗，那些受了戏弄的战俘们在激怒之下，几乎想把那个指挥官活活打死。

联军战俘们对自己又破又臭的内衣裤虽然感到厌恶，然而要他们换其他人的衣服来穿，他们更加不愿意，且深感受到极大的侮辱。人们的性知识也常是如此，有些人怀疑自己的性知识不太正确或是不足时，就想到处找资料、看书、请教好友，希望能换到一套新的，起码是干净的性教育知识。问题是，千万别换到别人的一套臭的旧内衣裤，那就不只是得不偿失了！

以我辅导婚姻问题的临床经验来说，夫妻问题中位居第五的就是与性有关的问题。过去，和我们谈性问题的人，绝大多数是先生们，近年来，一些太太们也能主动开口谈性。我们认为这是一种好现象，显示出越来越多的人开始意识到，性不单单是男人的事，也是女人的切身之事。

性问题虽然排列第五，次于外遇、个性不合、沟通不良和财产问题，但是，不少外遇的个案都直接牵连到性问题。至于个性不合、沟通不良也可以说间接与性有关，按照精神医学泰斗弗洛伊德的说法："一个人的性格之发展和形成，和'性'的需求与满足息息相关。"如此一来，有时难免令我们感叹：都是性惹的祸！

性，是上天赋予人类的一种真、善、美的本能。夫妇的性生活可以说是一种极正常又最亲密的两性关系。可惜，一些人认为，性既然是人类的一种本能，婚前就不需要接受性教育，只要结婚就可获得和谐的性生活。一位闷闷不乐的年轻丈夫向我们诉苦说："结婚快十天了，每次我一碰她，她就像见了鬼一样地躲开。昨晚开始，还要我独自去睡客厅沙发。"后来给他的妻子辅导之后才知道，这位太太以为性只是为了生育儿女，因为她打算再工作三年才怀孕，所以认为绝不能和先生"在一起"。我们实在很同情这位年轻力壮的先生。还有，不少人带着一些错误的性观念步入婚姻，也有些夫妇吸收到一些道听途说的、不正确的性知识，而这些性观念和知识会阻碍甚至破坏原本夫妇可以共享亲密关系的性福婚姻。面容憔悴的张太太受不了她的先生，因为他几乎每个晚上都要"找她"两三次。她先生辩解说："我才两次，对面王先生说他的记录是四次……"由于错误的性知识和正确性观念的缺失，不少夫妇的性生活正遭遇着不同程度的苦难和危机。

"性"就像"吃"，是人的一种基本需要，但是食而知其味且享受吃的艺术，就是一门学问了。一对夫妻要享受性本能的真、

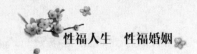

善、美，也需要接受教育、不断学习与长期调适。（事实上，只有极少数的夫妻一结婚就能享有和谐的性生活。）既然对性的了解直接关系到婚姻生活的幸福美满，那么我们不但需要婚前接受正确的性教育，就是婚后也需要继续学习性知识。

　　人类的性行为和其他动物的性行为最大的不同在于：动物的性行为强调公与母的"交配活动"，而人类夫妻的性生活则重视两性的"情爱关系"。换句话说，夫妻若缺乏感情基础，即使他们的身体都很健康，也很难获得和谐的性生活，还很可能对"性"生厌。帮助这样的夫妇，当然不能只教导他们一些新鲜的性爱技巧，性生理和性心理的个别内容和两者相互的影响，以及如何改善夫妇间的沟通、检讨夫妇间的关系，都应该列为性教育的重要内容。

◎ 省思与讨论

1. 请提出一些不正确的性观念或性教育的实例。

_____

_____

_____

2. 你觉得接受性教育应从几岁开始?

_____

_____

_____

6 性本能与婚姻

> 妇女解放运动并非主张"女人要像男人"，
>
> 而是力倡男女平等的观念，
>
> 此平等观念对两性的性本能和性角色的观念有正面的影响。

在传统的社会里，人们"谈性色变"，性被视为一种禁忌——不能公开谈论它。因此，有不少人对性存在着错误的观念——它是不雅、不洁和邪恶的。事实上，性是人类的一种本能，是一种正常的功能，它是好的、神圣的，且是正常婚姻生活中所必需的。

满足性本能的方法

人本能的性欲和冲动基本上可借着下列几种方式获得满足：

（1）性交。

（2）手淫。

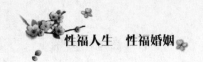

（3）梦遗或梦色。

人类可经由婚姻关系、嫖妓、奸淫或其他性变态行为获得性满足。除了婚姻关系的性行为，上述其他性活动虽能使人获得生理上的快感，却不能提供持久的满足感和亲密感。此外，社会的舆论、人的良知对婚姻以外的性行为所带来的罪恶感更是无法去除。性虽是人类天赋的本能，但我们反对错用或滥用性于不正当的男女关系中，赞成在正当的婚姻生活中珍惜它，善用它，使它给我们带来幸福与和谐。

性本能与男女性角色

尽管不少研究报告已明确指出，女人与男人在性的需求与对性的享受方面没有本质上的差异，只有社会与传统促成的发展上的不同。可惜今天人们在寻求新的性观念的同时，却仍因循传统的、固执的性角色观念，认为性只是男人的事，男人在性行为中是主动者、自发者、征服者，而女人是被动者、反应者、被征服者。不改变上述观念，欲增进男女性生活的和谐、释放、亲密与共享便难以达到目的。

有些夫妻的性生活不协调，并不是性机能方面的问题，而是性角色观念偏差在作祟。他们想获得性生活的改善，需要先改变他们对男女性角色的观念，而且更重要的是，若要改变，必须夫妻两人

"一齐"寻求改变，若只有一方有心，另一方完全无意，不但起不了作用，有时还会因此闹出更大的问题来。曾有一对夫妻和我们谈论他们的性问题，太太说："为了赶上时代，我一直都设法改变自己，我变得更主动……但我们的情况却更糟。"先生则说："我认为我们以前的性生活一直不错，不知怎么搞的，她最近给我的压力很大……我吃不消了。"结果是太太怪先生"性无能"，而先生抗辩说："是你使我太紧张！"在几次婚姻辅导之后，我们发现他们的根本问题并非出在性机能上，而是在性角色观念上不能达成一致。虽然太太能从传统社会的女性角色中脱离出来以求改变，但是先生却仍保留有过去的男性角色观念，受不了太太变得主动、大方、热情，竟以"性无能"表示反抗。在我们的帮助下，后来他们了解到改变性角色观念非常重要，夫妻必须同时接受新观念，这样才能实现夫妻性生活的和谐。有了这种认识且经过学习改变之后，这对夫妻的问题最终得到解决，而且体会到性生活更多彩多姿的一面。

性平等不是性革命

多年来，妇女解放运动对两性关系影响很大，该运动的主要目标是男女平等。一些年轻女子误解"妇女解放"的真谛，以为妇女解放是一种"性革命"，因此，她们认为没有什么事是不能做的，

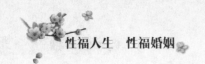

尤其是但凡男人能做的事，她们也能放胆去做。她们说："我也可以主动邀请偶尔碰面或点头之交的男人回家，并以闪电速度达成亲密关系——上床。"更有一些欧美女子以"妇女解放"为理由呐喊着："性对女人也可简化成握一次手就能获得的东西。"事实上，这种偏激的观点正好迎合了某些男人自私的心理，这类女子便成为那些男人轻易到手的猎物。而另一类男人却把"妇女解放"当作"性被动"的借口，他们说："如果你要解放，那就让你当男人，我躺着由你做主吧！"

妇女解放运动并非主张"女人要像男人"，而是力倡男女平等的观念，此平等观念对两性的性本能和性角色的观念有正面的影响。过去，满足妻子的性需求被男人斥为无稽之谈，当一位丈夫被问及："你是否令太太满足？"此问题本身即可能让很多人大感惊奇，而丈夫的回答很可能是："我？我为什么要？"然而，近年来，受性平等观念的影响，重视妻子的性满足已变成渐被男人接受的新观念。过去，女性对性的看法是"性是男人的权利，女人的义务"。而今，有越来越多的妻子也想在性生活中关心自己的需要和满足，这是很可喜的现象。作为新好男人的体贴丈夫们所追求的"性福"，是要让夫妻一起喜欢且共享那爱做的性事。

◎ 省思与讨论

1. 夫妻长期别离或因对方身体因素而满足不了性需求时，可以用自慰（或手淫）的替代方式，你认为如何？

_____

_____

_____

2. 你们夫妻的性生活大都由谁主动或主导？你期待有时变换主动角色吗？

_____

_____

_____

3. 请坦诚地告诉对方你期待如何改善你们的性生活。

_____

_____

_____

7 性与婚姻

性需求和满足可以影响一个人的自我评价,
男人似乎又比女人更计较从性满足中获得自我价值的肯定。
这种自我价值感,简单讲就是"要像男人"。

性功能与婚姻

既然性是人的天赋本能,它对两性关系自然有其基本功能,本章将以婚姻关系为前提,简述如下三种性功能:

一、传宗接代

夫妻的性生活可带来生育的结果,人类的婚姻担负着创造新生命的伟大使命。虽然,今日已有人工授精的方法及试管婴儿技术的诞生,然而夫妻的性关系仍是传宗接代自然本能的原始方法。许多夫妻一想到婚姻中两性结合将产生的新生命就深受感动,充满兴奋

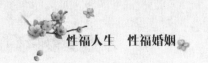

和期待。科学越使他们看到并明白受孕、胎儿的发展和婴儿出生的过程，他们就越感到奇妙。

二、共享快乐

传宗接代虽是极重要的原始性功能，性却不只是为了生儿育女。一对才新婚几个月的年轻夫妻告诉我们他们婚后的不快。这位先生看起来健康有活力，且是容易相处的男人，但是太太却说："婚后不久，他就变得挑剔易怒且无精打采。"这位太太挺漂亮，气质也不错，先生却对她冲口而说："你还要我忍耐多久？我受不了婚后还得禁欲！"原来这位太太相信性只是为了生育儿女，既然他们事先同意等两年后才要有小孩，她便坚持要到两年后再和先生"同房"。这位年轻力壮的丈夫所受的"折磨"实在令人同情，他们的遭遇也令人啼笑皆非。

人们对于性知识知道得越多，便会越明白性除了生育的功能，也是夫妻享受激情快感的途径，适当的性生活可以使夫妇放松心情、纾解情绪。夫妻二人都有权利和需要来享受性生活的乐趣。打球、骑马、滑雪、潜水等运动是很刺激，可是很多人（尤其男人）都承认，这些活动的刺激比不上性交所带来的兴奋和满足感。性生活的乐趣只可意会不可言传，唯有亲身体验才可知晓。

三、表达爱情

性结合是夫妻爱情的最高表现，没有其他表达方式能像性一样令夫妻这样互相吸引与互相联系。传宗接代的性和享乐的性属于生理和感官范畴。人若仅专注于性的生理感官方面，大家所关心的便自然会是性交次数、男女性高潮强度、性器官大小和性交技巧等问题了。可是，婚姻中的性功能不止于此，它并非一时的发泄和快感，而是一种彼此的共享。当男女相爱时，他们最渴望彼此相亲、彼此陪伴。任何关系正常的夫妻都知道，再没有任何方式比性的结合更能实现这种渴望。

性生活与夫妻关系

一、满足夫妻的性欲

一般健康成熟的男女都会有性需求，尤以在青年期和成年期的男人性欲更强。一位性生活不满足的丈夫，在婚姻及事业上会有一种"不够有冲劲"的感觉。许多不解风情的丈夫采用强打硬攻的方式，加上性知识的缺乏、性经验的不够及怕受孕的心理，导致不少年轻的妻子不能配合或满足丈夫的性需求。因此，聪明的丈夫应当知晓用无比的温柔学习"克制"与"适时"，而聪明的妻子与其抵制丈夫正常的性欲，不如适当地诱导合作，借以挖

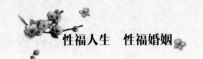

掘丈夫更大的潜能。

虽然一般女人的性欲，尤其受到月经周期的影响，也许不像男人那么强烈和持久，但女人一样有性的欲求。对多数从性经验中获得过满足的女性来说，婚姻的性生活同样能带给她们最兴奋的经历。当妻子有过性满足的体验，并逐年学习到更多经验之后，她的性欲更易被挑起且更旺盛。尤其到了中年以后，有时反而丈夫变得不能满足妻子的需要了。这往往是因为妻子不再有怀孕的恐惧，而且儿女长大了，家事的劳累也相应减少，所以能更加尽情地享受性爱。

二、实现夫妻的自我

性需求和满足可以影响一个人的自我评价，男人似乎又比女人更计较从性满足中获得自我价值的肯定。这种自我价值感，简单讲就是"要像男人"。如果一个男人自认"不像男人"，他一定不会快乐，而且可能认为自己一无所有。我们还未遇见过一位自认性无能的丈夫能真满意于自己的形象；反之，我们却常发现一位获得性满足的丈夫浑身散发出强烈的自信心。一位受挫失败的丈夫，虽然表现得低沉孤立，但潜意识里他却害怕妻子因此疏远他。男人受挫的自我更需要借着妻子爱的行动再次获得肯定和强化。

曾有一位女士问我们："我该如何帮助生意失败的丈夫？他现在变得非常消极沮丧！"除了用一些婚姻生活的原则开导之外，我们还劝她要"更爱他，主动陪伴他，亲近他"。不久之后，这位女士告诉我："我生平第一次主动亲近我丈夫……但那晚，当我们做爱之后几分钟，我丈夫告诉我，他有东山再起的念头……"现在，这位先生的事业相当顺利。可见，若夫妻性生活圆满，不少男人会更能忍受或较易克服工作上、情绪上的挫折；反之，若他们在床上被"三振出局"，则虽在其他方面颇有成就，也可能落落寡欢。

女人也许不像男人那么重视性满足所带来的自我价值感，但是一个为人妻者，若自认在房事上"被判出局"，她也会难于接纳自己或肯定自己的女性角色。一个不能接纳自己的女人，不可能获得真正的快乐，而一位幸福快乐的女人却盼望得知她的丈夫喜欢和她做爱。

三、强化夫妻的感情

人人都有一种"被爱"的基本需要，也许有人认为女人比男人更渴望被爱，事实上，男人和女人一样天生对"爱"与"被爱"都具有相当大的容量。既然性的功能是"表达夫妻的爱情"，那么当夫妻彼此满足于性关系时，恩爱之情就会日益加深。另外，性爱亦表达了夫妻之间的相互需要，尤其做妻子的，当她知道被所爱的人需要着，便能再一次获得被爱的保证。一位因车祸而失去了右腿的女人，有一天晚上向身边的丈夫低泣着："我感到你已不再爱我了！"这位深爱她且悉心照料她的丈夫一听此话，难过异常，他大

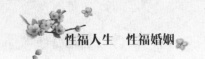

惑不解地问："到底我做了什么事令你如此伤心？""不是你做了什么……"妻子断断续续说："而是……你没有做什么，你不再和我做爱……你不再爱我了！"原来，这位残障的妻子和常人一样，是那么需要从性爱中获得被爱的保证，这种奇妙的道理有时很不容易让人了解。

四、减少夫妻的冲突

很多夫妻不太了解彼此之间一些"无理取闹的事"很可能是对性生活不满的反应，有些时候当夫妻发现对方变得挑剔或唠叨，应当要多检讨近来夫妻性关系的情况。在此，我们并非强调婚姻的大小问题都"一定"出在性的不和谐上，然而，我们却不可忽视或否认这种可能性。"家家有本难念的经"，有了良好的性关系并不意味着一切家庭难题皆可解决，但却可减少许多细小的摩擦与冲突。

我们相信，一位享受夫妻性生活并真正获得满足的丈夫，不会愿意轻易浪费时间与精力在一些无谓的琐事、应酬上，他会想法子安排更多的时间与妻子在一起，用他的活力温暖他的家庭。同理，一位性生活获得满足的妻子也比较不会经常挑剔、唠叨或疏于打扮，她会更加胜任为妻、为母的角色，以慈晖照亮一家人。可见，性爱的满足不仅可减少夫妻间的冲突，而且可让全家人感受到爱的滋润。

◎ 省思与讨论

1. 检视性生活现况，请依"1—很不满意"至"10—很满意"，给自己的性生活打分数。

_____

_____

_____

2. 夫妻对照个人的打分，是相近还是相差很大？请分享个人的想法。

_____

_____

_____

3. 坦诚检讨性生活中满意和不满意之处，并设法拟出改善之道。

_____

_____

_____

8 错用"性"的婚姻

夫妻的性关系就是"性交"吗？

夫妻可否把性当作一种"奖赏报酬"或"惩罚手段"？

"性"是一件差事吗？

在婚姻中，"性"具有特殊的功能，然而，要把性放在婚姻生活中的适当位置，却是一件不容易的事。我们一方面要不使"性"控制婚姻生活的一切，另一方面又要去重视"性"，使它变得更具体，能更深且更完美地表达夫妇间的恩爱。一对夫妻若把"性"安置在不当的位置上，他们的婚姻生活必不易获得和谐。从临床经验我们发现，错用"性"的婚姻，最常见的有下列三种：

性至上的婚姻

在辅导室中，有时会听见太太们低声叹气说："我的先生满

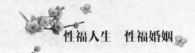

脑子想的就是性、性、性。""我的先生性欲太强，性需求太多！""我真不希望在我们的生活中，性永远是第一要务！"甚至有太太在辅导室中当面指责先生说："结婚三年来，你除了性以外别无兴趣！"上述情况由先生抱怨太太的也有，只是极少而已。

对于身处性至上婚姻中的人而言，性是一件苦差事，而且每次必须把这件苦差事做出"成果"来。这个成果简单说来便是：男的获得兴奋，女的达到高潮。如果这个目标达到，那么这件差事就是顺利完成。最后，性交就变成这种婚姻中仅有的目标。

在性至上的婚姻中，除了错用性之外，配偶也容易倍受"性表现"的压力。因他们对性频率、性技巧和性能力等的要求越来越高，而且常暗地里和别人，甚至和色情小说中的人物比个高下，终于走火入魔，伤害自己也破坏了婚姻生活。

逃避"性"的婚姻

和性至上的婚姻相对应的，则是逃避"性"的婚姻。事实上，这两种婚姻都一样把性当作是一种"差事"。所不同的是，性至上的人把性视为乐于拼命的"好差事"，而逃避"性"的人视性为迫不得已的"苦差事"。在逃避"性"的婚姻生活中，夫妻很可能借着忙碌的工作回避对方，以减少他们在性方面的困扰。因此，常见的现象便是：先生尽可能加班或应酬而晚归，而妻子则称家务累坏了她，于是先生和太太都有了不同房的"正当"理由。

逃避"性"的配偶，除了低估性在婚姻中的地位之外，有时还把性当作一种"奖赏报酬"或"惩罚手段"。换言之，配偶的行为必须让对方觉得满意，才可获得一次"性交"的奖赏；反之，若配偶认为对方表现不佳，则以拒绝性交来作为惩罚。有些配偶好不容易才令对方满意而获得奖赏，有些配偶则常犯错而受罚。在正常的婚姻中，性不是奖惩的筹码，更不是用来打击对方的利器（性武器）。

只有性交的婚姻

一般人总是认为，夫妻间的性关系就是"性交"（指借着性器官的交合而获得性满足之性行为）。其实，婚姻生活中的性行为并不只限于性交，有时因情况特殊，夫妻不适合性交，但是他们仍可以借着彼此的爱抚、性的刺激而达到性的快感和满足。这些特殊的情况（事实上，它们在婚姻生活中是很平常的）包括以下几种：

一、受孕的危险期间

当然，在妻子可能受孕期间，夫妻可以正常性交；可是，当一对有性交欲望的夫妻正逢受孕的危险期，而且当时他们正好缺乏适

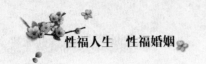

当的避孕准备或工具，又不愿意冒可能受孕的危险，在此情况下，他们可能只好扫兴地终止性交行为。

二、妻子月经来潮期间

虽然有些医生并不反对在妻子月经期间照行房事，但是一般人，尤其是太太们总觉得不太妥当，或至少因受月经周期影响，情绪较低而不喜欢性交。四至七天的月经周期，若加上一对夫妻是在妻子月经来潮前五天最后一次性交，那么在这前后约十天的日子里，丈夫难免有性的需求时怎么办？

三、妻子怀孕期间

并非整个怀孕期间夫妻都不能性交，但是，很多医生会告诉怀孕的女性和她的丈夫，在妻子分娩前后六周应当避免性交。在这段长约三个月的时间里，不单是丈夫，就是妻子也会有正常的性需求。因此，要他们完全禁欲是不合理且不必要的。

在上述三种情况之下，夫妻虽然可能不方便或不适合一般的性交行为，但他们仍可以采取其他可行的方式。若是夫妻彼此都有性的欲求且对对方感兴趣，他们可以借由身体的接触、爱抚和手淫来表达彼此的情爱，共享性的满足。我们认为，这种相互挑逗、刺激、爱抚和手淫以获得高潮的性行为，对一对彼此尊重、相爱且出于自愿的夫妻来说，是健康又正常、美好且需要的。

不少丈夫以为性就是性交,因此有的丈夫在一方或双方不适于性交的情况下,仍因性的冲动而强行性交以求满足,结果常使妻子感到被迫行事而引致夫妻间的不快;有的则采取抑制性欲或疏远配偶的消极抗议行为,避免身体的接触,甚或不敢流露爱的情绪,以免燃起情欲之火,因而彼此感到冷漠、疏远和不安。"他在性交时才会爱抚我。""只有在性交时她才接近我。"这就是那些欲求不满的夫妻最常发出的怨言。

有的丈夫则采取"升华"的办法来控制性欲的冲动,这未尝不是一个权宜之计。懒散不做运动的人比较容易陷入性冲动,饮食过度与娇惯的人也比生活有节制的人更难对抗性欲的冲动。为此,最要紧的是安排一种生动而有规划的生活,以面对暂时不宜性交的情境。

婚姻生活里,夫妻所需要的绝不只是性交,而是和谐的性生活。若夫妻皆能有这样的认知,他们就会更珍惜适合性交的机会,并体谅不宜性交的情况,而且能在平时也表露出彼此的需要和浓情蜜意,如此,他们方能维系恩爱美满的婚姻生活。

婚姻中的其他性困扰

性,被越来越多人谈论,也越来越被看重。已经结婚的人,他们在性与不性这事上是不是就过得很好?其实在所谓的婚姻关系里

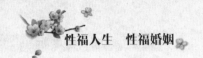

面，即拥有合法、正常性关系的夫妇中，仍有人对自己的性爱并不满足。有几个婚姻里面最容易发生的性问题：

一、平时缺少亲密感

第一个问题是很多夫妇有性但没有性的沟通，或者说有性的动作但没有亲密的关系。这怎么说呢？试想人跟动物最大的不同：人类的性是建立在一种关系里面，不像动物的性只是一种本能的反应。动物的性只是为了传宗接代，所以它们每到一个周期就有性的生理刺激，雄性动物跟雌性动物会因此发生性的行为并使雌性动物怀孕。但是对人来说，性绝对不只是为了生育，很多时候我们的性是一种亲密关系的表达。很可悲的是现代的很多人有性的行为却没有性的亲密感。许多现代夫妇只有在做爱、打架的时候才有身体的接触，在其他时间都没有身体的亲密接触。绝大多数的人都很有修养、不打架，所以只有在做爱的时候才有一些身体的接触，多么可惜！台湾人习惯称呼配偶"牵手"，其实"牵手"有两层重要的含义：一是内心的感情，代表夫妻的感情就像朋友一样；二是提醒夫妻借着牵手来维系、传达亲密感，而不是只有在床上的时候才这样做。夫妻躺在床上，如果身体有接触就是为了要做爱，那么如果今天彼此没有那个心情、没有那个体力就很怕碰到对方，也不愿意让对方碰。在这样的情况之下，性行为就只是一种活动而不是一种爱的反应。

二、性变成例行公事

现代夫妇由于生活忙碌、压力大，容易疲倦，所以很多时候夫妻的性生活容易产生两种情况：一种是心有余而力不足，男人变成性无能，女人变成性冷感。这不是因为对性没有兴趣，而是由大部分现代人生活的压力、工作的忙碌、心理的挫折、身体的疲倦客观上造成的。从这里又产生出另一个情况：性变成现代人的一种例行公事，即使疲倦、压力很大、很忙碌，但夫妻总是要尽这个义务，所以就变成一种例行的公事，性成为一种乏味的行为。我们曾问过许多夫妇他们性的问题，或问他们："你们夫妻认为做爱是怎么一回事？"他们当中有不少人回答说，他们做爱的时间常常都在晚上睡觉之前，那个时候大家都已经疲倦了，但是又有这种需要跟义务。难怪有不少夫妇就在张不开眼睛的情况之下草草了事。在报上可能偶尔会看到这样的新闻：某位太太半夜被隔壁的男子占了便宜，直到丈夫晚归入室，撞见妻子和别的男人做爱时，她才知道那男人不是她的先生，因为她的习惯就是只闭着眼睛，让先生随他所欲。

现代婚姻中的性本来应该是一种亲密的关系，但现在却已丧失其润滑的功能。我（高芳）曾辅导过一位医生的太太，她各方面的条件都非常好，当初结婚时，全医院的人都非常羡慕，认为他们是郎才女貌的一对。然而结婚不到两年，年轻的太太就考虑要跟先生离婚。我吓了一跳，以为是先生有了外遇，结果不是。那为什么要

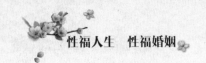

离婚呢？她的先生是一位外科医生，是一位很不错、前途看好的医生。她说结婚不到两年，至少已经有三次他们在做爱的时候呼叫器响了，每一次先生无论进行到什么地步，他总是完全撤退，而且马上穿好衣服就往医院冲。太太心里一次比一次觉得焦虑、不安、伤心，然后自己问自己："难道我一辈子都要怀着这么紧张的心情和这样的男人生活在一起吗？"所以她想趁年轻干脆分开算了。这是现代人的很多性问题之一。

三、性要靠春药

现代人还有些会因性事上受挫，想靠春药、秘方，甚至练所谓的功夫或是看色情电影来改善婚姻的性，希望借着学习、模仿，马上见到效果。所以如果我们看食品、补品的广告，路边的杂志画报，报纸的广告栏目，常常能看到有关怎样能获得更好的性的内容。不少人也许本来没有所谓性的问题，看多了反而会自问："是不是我也需要？是不是因为我没有去用这些、看这些、吃这些商品才会有问题？"许多先生看完色情影片以后，会要求太太跟着看，看完以后，先生便进一步要求自己当男主角，太太当女主角，太太却时常在这样的过程中深觉受到伤害。这些黄色影片中所传达的性往往只是一种动作、表现和技巧，许多人不知道那些"超人"的技巧是经由剪接而来的，分不清楚这些虚虚实实的影片与现实的差别，结果就是很多人被误导。请切记！最好的春药不是这些东西，而是夫妻之间的真情真爱及彼此之间维持的良性沟通，这才是真正能促进性生活和谐的秘方。

人类性的器官事实上有很多个，性器官只是其中之一。性的器官全身都是，而性的器官所包括的最重要部分不是狭义的性器官，而是人的大脑。你如何去感受、去传达彼此的爱与沟通，有的时候会比狭义的性器官更重要。有一位中年男子，近来一个多月虽然觉得对他太太仍有性趣，但是夫妻做爱时到某个程度他就不行了。他很着急，因为以前从来没有过这种现象，于是到性爱联合门诊求助。泌尿科医师对他的身体进行了彻底检查，包括他的性器官各方面的功能，医生发现一切都很正常，所以认为他应咨询专业心理婚姻辅导员。我们了解过他的状况之后就直接问他，既然有性趣，那么你和太太做爱到进行不下去时，你心中在想什么？他从公文包里拿出一本很大的画报，摊开当中的广告。这是一幅全页广告，也许很多人都看过，就是一位身体很壮的男士，脱得光光地站在两个凳子上面，只有他的阳具的位置遮着小毛巾，下面吊着一个三百斤的东西，上面写有几个字——"帝王神功"。他说当自己一个多月前初次看到这本画报时，他很羡慕也很好奇，回家之后就想自己吊吊看，结果连三斤都吊不起来。他感到非常挫折、自卑，那天晚上跟太太在一起时只要想到这件事情的时候就不行了。他非常无助地问我们该怎么办，我们问他："相不相信人被创造出来，各种器官都有它特别的功能？"他点头说是。接着我们又问他："人要学习举

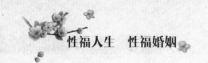

重应当用什么器官学习呢？"他说应当用手臂。我们说："那么那些人用那个地方去练功夫、练举重正常吗？"他看着我们好像豁然开朗了，他说："是啊！疯子！"我们请他丢掉这类图画，再也不要去看这类东西。第二天早上上班接到的第一通电话就是他打来的，他告诉我昨天晚上没问题了，不过在过程中那个画面还是出现了，只是出现时他就想到我们昨天的对话，然后就没问题了。

四、性成为报复的工具

我想大家应该可以了解，除了是传宗接代的手段，性也是一种生理上的享受，是夫妻间表达亲密感最好的方法。可是竟然有人要扭曲上天的美意：有些现代夫妇，在沟通不良、感情碰到状况的时候不知道如何解决，也不知道寻求专业辅导，就用最原始的性当作武器。如果你问我用性当作武器的效果怎样，我会说效果非常好，但是它伤害力也很强。武器的作用是伤害敌人，如果夫妻用性当武器，就会有这样的危险——关系变得冷漠疏离，甚至分手或互为仇敌。

现在的夫妻还有一种性的困扰，那就是不只将性当作武器，也把它当作是一种逃避、转移，甚至是报复（包括外遇）的行为。（现代人外遇的理由有很多，其中就有人把外遇当作是对婚姻或性生活不满的一种报复行为。）得不到满足很可能是沟通和关系的问题，大部分夫妻之间的性问题，根据性爱联合门诊的统计，80%以上本以为是所谓的生理问题，实际上却都是由情感上、观念上以及关系上的问题造成的，所以夫妻之间的性可以成为祝福也可以成为诅咒。

妻子想告诉丈夫的性事

1. 性爱不一定要性交。

2. 不要只在晚上，白天也请体贴待我。

3. 从白天的奶妈、管家和主厨变成晚上的情妇不是件易事。

4. 一天的劳心劳力之后不是马上就能变得轻松自在的。

5. 做爱需要时间；有时需要更长的时间去尝试新的性事。

6. 做爱时环境的隐秘性很重要。

7. 做爱时不太有反应不一定是拒绝或讨厌丈夫。

8. 丈夫的爱加上一点情调／气氛会提高妻子的性趣。

9. 不可能每次都有求必应，妻子应该有说"不"的自由。

10. 丈夫在做爱之后请不要"装死"。

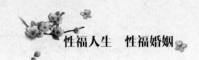

丈夫想告诉妻子的性事

1. 丈夫并不是永远必须／想要采取主动。

2. 希望妻子能更加释怀投入且热情参与。

3. 男人虽较易且较快兴奋起来，但并非就没有感情的融入。

4. 希望妻子乐意尝试一些变化。

5. 视觉也很重要，请不要每次都在摸黑中做爱。

6. 请告诉我并耐心地指引如何让你感到舒服又喜欢。

7. 男人多少有些求表现的心理压力。

8. 体贴的丈夫也希望妻子得到满足，请说出你的感受。

9. 夫妻沟通很重要，但不要在做爱中进行"总检讨"。

10. 请不要太责难丈夫"爱在心口不开"，他们可以学习，但请耐心等待且用心示范。

◎ 省思与讨论

1. 在你的婚姻中，你或配偶曾有如本章内容或其他错用"性"的地方吗？

_____

_____

_____

2. 当你们有不便或不想与配偶做爱时，如何与对方交谈？有什么配偶较能接受的变通解决方式？

_____

_____

_____

3. 如何在不适合做爱的期间向配偶表达你的体谅和情爱？

_____

_____

_____

9 排除性生活的障碍

> 影响和谐性生活的障碍至少包括四个方面，
> 即丈夫方面、妻子方面、双方的关系
> 和其他观念上、生活上的问题。

我们发现，很多不幸的婚姻常伴随性生活不和谐的症状，不过，症状和病因不可混为一谈，症状不是病因。因此，当婚姻有了问题，不一定是因为性不和谐，而且性生活的不和谐也不能只怪"太太性冷感"或"先生性无能"。夫妻性生活的不和谐极少仅出于单方面的原因，而是因为很多种相互关联的因素。如果夫妻能一齐坦诚地找出性生活的多方面障碍，了解它、面对它且同心协力去排除它，必可改善性生活，强化婚姻关系。

影响和谐性生活的障碍至少包括四个方面，即丈夫方面、妻子方面、双方的关系和其他观念上、生活上的问题。本章分述如下：

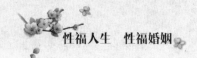

丈夫方面

一、自私的丈夫

一位自私的丈夫若只求自己性的满足，不顾虑到太太的需要与感受，夫妻之间和谐的性生活便有被破坏之虞。既然夫妻的性基于爱，而爱的本质又是不自私地给予和关怀，若自私代替了爱，性便丧失了它美好的一面。因此，聪明的丈夫应该用温柔、体贴、爱心和耐心去调情爱抚，以帮助双方尽量达到和谐共享的性满足。

二、缺乏安全感

一位缺乏安全感或自卑感重的丈夫，很容易在性生活中变得支配欲强，不尊重太太，甚至动作粗暴。太太在这种受委屈、受挟制以及受侮辱的情况之下，不但不能得到性满足，还会对房事产生厌恶、恐惧心理。只在乎丈夫得到性的发泄与快感的性生活，绝不是和谐的性生活。一位自信的丈夫知道如何去培养爱的情调，并与妻子共享性的欢愉。在和谐的性生活中，丈夫应当让妻子有说"不"的自由，否则夫妻之间也可能发生"强奸"事件。

三、怀疑自己的男性气概

少数丈夫虽已结婚生子，但内心却怀疑自己的性能力。最令人惋惜的是，这类先生们对自己的男性气概没信心（如自己觉得性器官短小，性交不能持久，性交次数不如人等），常常是受不正确性知识之害，而不是身体真正有问题。当然，若丈夫真有身体上的毛病，应及早找可信任的专科医生进行治疗。

四、性心理的困扰

有些丈夫由于过去手淫过多或有过不正常的性经历，产生罪恶感和其他性心理方面的困扰。婚后那些阴影仍不易消除，以致无法过上正常的性生活。这种性心理有困扰的人，需要接受专业的心理辅导或治疗。

妻子方面

一、低估自己的女性气质

妻子若轻视自己的外表或低估自己的女性气质，便容易缺乏自信，因而对两性关系采取退缩或抗拒的态度。在性生活当中，则常常会表现出冷淡、勉强和不安的反应。最后，会想尽办法去逃避性交的可能，避免一切亲密的身体接触。这种太太除了自己努力改变上述观念之外，丈夫的接纳和不变的爱更加重要。很多时候，接受心理辅导可以帮助她们肯定自己、接纳自己和表现自己。

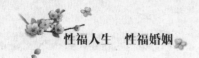

二、追求"柏拉图式"的婚姻

受某些纯情小说、电影的影响，有些妻子认为，婚姻生活应该更多的是建立在精神的结合上，而不是肉体的关系上。她们认为性破坏了或至少降低了这种纯粹的结合。有些妻子在婚前就对丈夫言明在先，但是常被认为只是在开玩笑。没想到，婚后丈夫发现妻子竟是非常认真，到时候真是哑巴吃黄连，有苦难言。

误解和贬低性的地位的妻子需要接受辅导，专业人员可帮助她对性有正确的认识，知道夫妻的性生活是来自上天的美好礼物，性的本能是不能被弃置不理的。压抑或抗拒这一本能可能会造成日后的伤害，对健康和婚姻均有损害。反之，若了解及妥善疏导性的本能，夫妻将可享受那最美好的礼物和性福。

三、性心理的困扰

若男人因过去的性经验而产生性心理的困扰，进而影响了他婚后的性生活，那么在我们的社会当中，有类似情况的女人受性心理困扰的影响往往更加严重。在各种性心理困扰当中，以罪恶感所造成的心理困扰最普遍且最严重。有些出生在清教徒式家庭的女子，因受家教的影响把性当作是不洁的东西，婚后对性生活产生厌恶和恐惧的心理。在这种性心理的困扰之下，怎么可能有正常的性生活？

四、忽视自己的需要

有些人认为"爱"就是"完完全全地奉献"和"完完全全地牺牲"。这种观念实在太理想化了，不是"凡人"真正做得到的。事实上，真正成熟的夫妻之爱，是"爱人如己"，用爱自己的那份爱来爱对方。一位妻子若过分重视丈夫的需要，做什么事都是为了他，完全忽视自己的兴趣和需要，反而容易使性生活易变得单调乏味又不和谐。"我从来没有拒绝过我先生的要求！""只要他满足就好！"这类话不是夸耀自己，而是贬低自己或是对先生的控诉，新好男人也不会苟同或领情。

夫妻关系方面

一、关系上的冲突

夫妻的关系影响性生活至巨，有些男女把婚前的冲突带入婚后的生活。他们可能在恋爱时期在很多方面就存在冲突，如家庭背景、年龄、宗教信仰、教育程度、职业等。这些冲突易被未婚男女忽视或逃避，但婚后这些冲突渐渐浮出，影响婚姻关系并破坏了他们的性生活。

在蜜月期间，夫妻即很可能会出现一些冲突、摩擦。此外，很少有新婚夫妻马上就有和谐的性生活，尤其女人在最初几次的性交

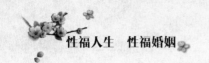

中可能难免会感到不同程度的疼痛和不适。这种初尝性经验的失败，亦可能对日后的性生活划上一道很深的沟痕。

好不容易度过了新婚的危险期，日后家庭生活却又会紧跟着出现一系列新的危机：经济问题、职业生活、子女养育、姻亲问题以及累积不满的性生活……这些问题很可能使一对夫妻又陷入婚姻的危险期。

性是婚姻生活中夫妻整体的关系，和谐的性生活是夫妻行为的总和，而不仅是性交的动作。如果一对夫妻的性生活与整个婚姻生活脱了节，它就不可能达到真正的和谐。夫妻之间的关系日趋恶化，这对夫妻又如何能自然地、热情地、亲密地在一起共享性的满足呢？夫妻除非在上床之前就有良好的关系，否则在床上也不会有什么良好结果。在婚姻辅导中，我们的首要任务便是开导夫妻使他们了解：如果婚姻生活不顺利或夫妻关系不改善，性生活也难美满。请切记！美好的性生活是从"厨房"，从"早晨"，而不是从"上床"才开始的。

二、性与爱的分离

性与爱的关系常使人混淆不清。很多人无知地以为性就是爱，爱就是性。一位正在爱抚丈夫的妻子，突然停下来问他："你真的爱我吗？"丈夫惊讶地回答："那还用问，我不是正和你做爱吗？真不懂你们女人！"难道激情就是真情？性就是爱？

客观地说，性的活动并非一定包含爱，而一个人想在爱中获得情感上的满足，也不一定要有性行为。性和爱是可以独立存在的两种力量。性可以是只借有效的肉体刺激而产生有效的生理反应，这种本能的性可称为没有爱的性行为（Sex without Love）。而"爱"在爱的对象或配偶遭遇严重身体残疾，或双方暂时别离时，仍能坚强地存在，这种超越肉体的爱属于没有性的爱（Love without Sex）。两性之间，性有时候没有爱，爱有时候不包括性；但是正常的夫妻关系，则需要有性与爱的结合（Sex with Love）。换言之，婚姻中的爱情生活需要性的滋润，而和谐的性生活也需要爱情作基础。性在婚姻中的可贵之处就在于此。诚如一位张姓先生的肺腑之言："我知道外面的诱惑很多，但我和妻子亲密的关系是性与爱的结合，这种满足感实在不是外面只有'性'的东西所能取代的。"和谐成熟的性生活，既然不单是身体的交合，更是爱的融合，性与爱分离的性生活必将造成婚姻的失败。

三、缺乏坦诚的沟通

圣经中描写夫妻同房用的是"认识"（know）一词，意思是夫妻的性关系是彼此之间互相了解和完全接受后所产生的一种身体与心灵的沟通与结合。欲达到此种境界，平时就需要重视夫妻的沟通。否则，平时没有良好的沟通，做爱时又怎能自然地交谈像性这种微妙的事呢？

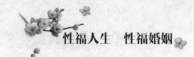

　　夫妻间坦诚的沟通是多方面的，其中包括：语言的沟通——坦诚地交谈、自由地表达；肢体语言的沟通——觉察出对方"无声胜有声"的讯息；以及"性"的沟通——这并非仅狭义地指性行为的沟通，更包括平时夫妻藉相互的拥抱、依偎，以表达关切和爱意的沟通。

　　在我们的社会中，很多夫妻在谈论到自己的性生活时，总觉得不自然、难以启齿。丈夫不喜欢向妻子表达他对性的感受，妻子也羞于告诉丈夫她需要什么。夫妻若无法彼此了解对方的感受和需要，自然不易达到亲密又和谐的性生活。夫妇通过坦诚的沟通了解彼此的需要和感受，才能正确地调适和改善他们的性生活，使双方都获得满足。

　　"性"的沟通对于和谐的性生活有相当的帮助，一对夫妻应尽早学习沟通有关"性"的问题（最好从蜜月期就开始），否则日子越久，他们会越难开口。

其他方面

　　（1）除了性教育的缺乏之外，有时夫妇性生活的不协调是由于一方或双方有健康上的问题。饮食不当、荷尔蒙失调或体弱多病等，都是性生活的障碍。保持规律生活，适当休息和运动，使自己的身体保持健康状态，是和谐性生活的前提。

（2）现代的人真是越来越忙，没有时间好好地吃一顿饭，赶车子，赶工作，忙家事……甚至只能仓促地进行夫妻性生活。人若不易找到适当又充裕的时间，而经常在匆忙的心情下进行房事，很少人（尤其是做妻子的）能真正享受一度春光之乐趣。度假的时候夫妻较容易获得和谐的性关系，就是因为度假时人可以摆脱日常生活的琐事和忙碌生活的压力；性欲提高了，心情放松了，便可以随心所欲地做想做的事。西方人重视夫妻一起度假是有一定道理的。

（3）有些夫妻生活在缺乏私密性的环境下，如和父母或其他家人隔一道薄木板墙而住，或和年纪较大的子女同住一室。在这样的环境下做爱难免令人不自在，甚至提心吊胆。有一对倍受"精神折磨"的夫妻，婚后一直不敢进行完整的性交，唯一的原因是：守寡多年又久病的婆婆一直和他们同住，两室之间仅隔着一块人造木板，而且天花板又是贯通两室。婚后第三年婆婆病逝之后，他们才有真正性交的经验，初尝性生活的乐趣。

（4）有一位太太，在婚姻辅导室向先生辩解她有时拒行房事的理由："不是我不喜欢和你在一起，只是你不洗澡，每周难得洗一次……"没错！夫妻的性生活不是想要就可随时顺利进行，配偶之一方（大部分是男人）不能保持清洁，满嘴口臭、强烈的体臭，甚至只是不修剪指甲或指甲太多污垢，都会令人对性行为大倒胃口。

（5）夫妻在设法改善性生活时，应避免一些消极的批评，

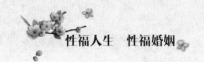

如："怎么搞的！""你总是这样！""你就是不行！""你是性冷感！""你是性无能！"……因为这一类词句极易造成对方更加紧张，而失去改进的动机和信心。有一位张太太在一次不满意的性交中，对先生冷言冷语地说了一句："你怎么这么差劲！"这句批评导致她先生自那时起直到他们求助我们为止，长达一年之久有早泄和性无能的现象。

（6）既然有些丈夫愿意尊重妻子的需要，也表示希望知道妻子进行性生活是出于自愿和兴趣。那么他们也自然会盼望，除了改变性交姿势以外，偶尔也能由妻子主动发起房事，即使只是通过言语或暗示透露自己想要行房。据一项调查研究报告，男人中40岁以下者，喜欢每四或五次房事中至少有一次是由妻子主动；40岁以上者则表示，希望每两或三次房事中能有一次是由妻子主动。太太们，请勿受此调查报告所困扰，其实只要尝试一次，便可知其中的妙效和情趣。

◎ 省思与讨论

1. 请丈夫和妻子先自己坦诚地检视个人方面所引发的性生活问题，并提出如何改善。

_____

_____

_____

2. 夫妻在一起检视有哪些婚姻中的问题影响了性生活，并共同拟出解决之道。

_____

_____

_____

3. 你希望妻子对"性事"有时能比较主动吗？为什么？

_____

_____

_____

4. 有哪些因素造成你对"性事"无法采取主动？如何才能消除这些障碍？

_____

_____

_____

10 婚姻辅导中常见的性问题

夫妻应该每周做爱几次？应在何时进行房事？

选择性交姿势时和性爱过程中应注意哪些事项？

何谓夫妻不忠实？

多年来，在家庭辅导个案中，辅导最多的是婚姻问题，约占总个案数的六成。在这些个案当中，最常发现的五类问题依次是：

（1）外遇问题。

（2）个性不合问题。

（3）沟通不良。

（4）经济问题。

（5）性问题。

虽然性问题仅占第五位，但是若把外遇问题视为性忠实的问题，则和性困扰有关的个案即占第一位。换句话说，婚姻生活中很

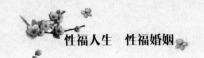

多夫妻认为最让他们感到困扰又不易启齿的，便是性问题。实际上，纵观古今中外，这都是一种很普遍的现象，难怪精神医学泰斗弗洛伊德先生要说："人的问题都在裤带之下！"

在我们的婚姻辅导经验中，夫妻们最常具体提出的性问题是：做爱次数、做爱时间、性交技巧和性忠实等。本章分别讨论如下：

做爱次数的问题

对于性，人们不但强调应如何做爱，而且也很重视其频率。因此，在社会风气影响之下，一个人很容易失去理性，相信一些无聊的朋友和报纸杂志对性频率的统计数字。这些统计数字极易引起没有主见者的焦虑不安，当他赶不上统计数字时就耿耿于怀，觉得自己未达到标准，或以为自己的婚姻有什么不对劲。比较容易出现在这种极端计较性交次数的人身上的情况是：如果坚持每周三次，即使是在夫妻的一方甚或双方都觉得性欲很低或情绪不佳时，也得勉强行房事；反之，若他们规定每周只有一次（有些人甚至要求每周得在特定的时间和地点才行），则除了该特定的一次之外，任何一方若心有所动也只好勉强压抑下来，不做非分之想。

在我们处理过的个案中，一般而言，丈夫老觉得性交次数不够，而妻子则常抱怨次数过多；因此，每当问及夫妻俩每月做爱的次数时，我们发现妻子喜欢多报几次，而丈夫则故意少报几次。从临床经验得知，把夫妻报告的次数加起来除以2，大概能获得一对夫妻平均每月行房的实际次数。

　　在咨询室中被问及"夫妻应该每周有几次性交？"的时候，我们总是不太愿意直接回答说："平均X次最正常！"毕竟人不是平均数，而是一个个不同于别人的个体；夫妻之间则是一种关系，而非统计出来的次数。每一对夫妻之间所发展和表露出的实际关系和统计数字并不相关。况且，还有很多因素会影响性交次数的多寡，诸如：夫妻的年龄、婚龄的长短、健康的状况、居住的环境、双方的工作、夫妻的关系、对性的态度……因此，一对夫妻不应该在性生活上采取"标准记分制"，而应该在彼此相爱和共享的原则上顺其自然。有些事情是不能以"做了多少次"来计算的，而是要以"做得有多好"来衡量，这自然包括房事在内。

　　虽然，一般调查研究的结果认为，二十几岁的年轻夫妇（尤指男人），希望每周有约三至五次性生活；三十几岁则减为每周约二至四次；四十几岁者为一至二次；五十岁以上者则有显著减少，从每周不到一次至每月一次都很正常。然而请特别记住：当丈夫或妻子达不到上述的"平均次数"，并不一定表示他缺乏男性气概，或她缺乏女性气质。当然，若有一方感到不满足时就应坦诚沟通，了解彼此不同的性需求，以发现一些可能导致现状的原因。此外，必要的身体检查、心理辅导或婚姻辅导也当予以重视。总之我们认

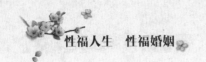

为，只要性行为的次数足以使夫妻彼此感觉亲密与和谐，那就是他们的"适当次数"。

做爱时间的问题

何时进行房事？大多时候丈夫和妻子的答案各不相同。和性交次数的问题一样，进行房事也没有一定或最好的时间，因为它受个人习惯、工作和环境等因素的影响。有些人喜欢晚上临睡时，有的则喜欢在早上睡醒后，更有人喜欢在半夜起来做爱，也有些人特别喜欢中午或傍晚的时候……依我看，根本没有所谓最好的房事时间，每对夫妻应该用经验、智慧和谅解去调配。

虽然行房事不一定要有特定的时间，但是有两点必须一提。一是做爱的时间甚至地点应尽量避免终年不变，若形成一种固定性和习惯性，这样很可能会降低性生活的情趣和新鲜感。二是和谐的性生活不能单凭特意计划和安排而获得，有时虽然到了预定做爱的时间，就算先生送上一件美好的礼物，或太太穿着迷人的睡袍，也不见得能点燃对方的欲望。因为性欲的起伏受到许多因素的影响，各人都有亢奋或冷淡的时候，有时是不能预见和控制的。

此外，尽量不要选择最感疲倦的时刻行房事，我发现有些夫妻的性生活不和谐是因为他们太晚上床，尤其是那些住在都市又忙碌的夫妻。晚上十一点半或半夜以后可能是睡觉的好时间，但却不是做爱的好时间，因为当夫妻俩（或只有一方）处于疲倦状态或昏昏欲睡时，不单是活力降低，连性欲也减弱不少。

性交技巧的问题

性技巧包括性交姿势和性交过程有关的问题，如：谁主动？采用什么体位？……夫妻常因为对这些问题的观点、要求不相同而起冲突，以致性生活大起风暴，夫妻的关系也因此深受其害。

有这方面困扰的夫妻，尤其是丈夫们，常在辅导室中直截了当地要我们指导一些性的技巧，有时候他们还会当着太太的面要求我们："请告诉她，叫她大方热情一点。"对这些人来说，他们以为只要热情一点或拥有熟练的性交技巧，甚或借用药物、器具，便能改善他们的性生活，重修他们的婚姻关系。事实上，改善夫妻性生活的论调中，最害人的观念就是：不和谐的性生活可以只借着学习性交技巧而获得改善。因为这个论调只顾虑到性交技巧，却忽略了更重要或更根本的一点：了解性在整个婚姻关系中的意义。性行为的表现固然重要的，但是太过强调它，反而会妨碍性生活的协调。性交技巧需要学习，但是单单学习性交技巧并不能弥补夫妻间感情的破损。唯有夫妻的感情事先或至少同时获得改善，性交技巧才有它的价值。

因此，在帮助有这类问题的夫妻时，我们通常不是直接指导他

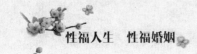

们有关性行为的技巧，而是先谈论他们的婚姻生活，了解他们的夫妻关系，等到他们已准备好接受正确的性行为方面的指导，我们才开始讨论性交技巧的问题。在讨论或处理性交技巧的问题时，我们常提出下面三个基本原则：

（1）学习性交技巧的目的，不是只为了满足个人的快感，而是为了增进夫妻彼此的共享。

（2）任何性交的方式和过程都是好的、可行的，只要合乎卫生与安全，再加上夫妻双方都愿意，而不是出于强迫。因此，若有一方还不愿意采用某一种新的技巧，另一方应当表示尊重且耐心地表达你的看法，以求得对方的采纳。

（3）避免因常年不变的性交过程和性交方式而致使夫妻对性生活感到乏味或厌烦，性生活变成夫妻间的例行公事，敷衍了事。

性忠实的问题

"外遇"是一个相当普遍且严重的问题，许多家庭辅导中心近年来处理的婚姻问题个案中，"外遇问题"几乎占了一半。外遇问题层出不穷且相当复杂，外遇的种类、外遇的原因、外遇的反应、外遇的处理和外遇的预防等，都是值得深入探讨的问题。

一、性忠实与"双重标准"

最近一次盖洛普民意测验显示：即使是讲究男女平等的美国人，仍约有22%的未婚男性认为男女之间应存有"双重标准"（Double Standard）。如此看来，以男性为中心的东方社会情况恐怕更严重，许多事实直观地反映出这个"双重标准"充斥在整个社会中。例如：男人比女人有更多的机会，也比较被默许在外面胡来；"处女"的问题较多被重视，却鲜有人去关注"处男"的问题。性忠实是婚姻的责任，夫妻双方都有守贞操的义务。然而，事实上男性的性不忠却比较能被接受，因为多数人都会规劝被背叛的妻子："忍耐，因为男人的本性如此，只要他们玩腻了，自然会回头。"这种论调仿佛认定女人忍受丈夫外遇的耐力一定比男人强，却无视受伤女人内心的苦痛。

二、性忠实与性生活

夫妻双方若获得性的满足，配偶较不容易向外发展，外遇——性忠实的问题因此较不易发生。然而，只是"较不易"而非"绝迹"。因为倘若认为外遇的发生，只是因为性生活有问题，未免太过狭隘，不足以说明问题的复杂性。探讨外遇的问题至少需从环境、风气、婚姻和个人因素四个角度来看。大致说来，在尚称幸福的婚姻中，配偶偶尔不忠时，好奇心、受诱惑、不成熟、不负责任等个人的因素要比其他一些因素重。我们常说："外遇是婚姻的癌

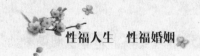

症。"外遇问题的确棘手，健康的婚姻是"预防重于治疗"。夫妻平时相爱又了解，相互尊重又信任，性生活满意又和谐，配偶自然比较忠实。

三、性忠实与婚姻

性忠实是婚姻的基本条件之一，不论实际上是否被遵守。性忠实不仅是婚姻的誓约、道德的标准、宗教的规条，也是配偶之间爱情和安全感的保证。所以，一旦性忠实被破坏，配偶自然会产生强烈的受骗和被伤害的感觉，进而引发强烈的气愤和不安全感。婚后性忠实仍是美满婚姻重要且必须的条件。性不忠将对正常的婚姻造成相当严重的威胁，其杀伤力巨大。

一般人都只把"不贞"视为不忠实，严格来说，性忠实只是婚姻忠实的一部分，而不是它的全部。更多的时候，当婚姻生活中发生与"贞操"没有关系的不忠实时，它们一样会破坏婚姻的幸福。换句话说，在性方面忠实于配偶的人，仍然可能以大大小小、各种各样的方式"不忠"于对方。一位有交情很好的异性友人的丈夫，在妻子和我们面前坚持说："我们的关系只是纯友谊，为何不可？"我们坚定地回应他："已婚的人已失去了单独结交或维持新旧异性朋友的权利，因为纯友谊变成性不忠有时仅一纸之隔。"正如一位妻子说："若我在别人面前说我先生的坏话，甚至使他抬不起头来，我就算是不忠了。"其他如夫妻或一方不肯坦白承认婚姻生活出现问题且努力去改善它，反而采取逃避或不负责任的态度，也算是对婚姻的"不忠实"。至于偷看配偶的信件、日记，查勤，跟踪配偶等，任意怀疑配偶的行为，不也是"不忠实"吗？"我的先生只有事业，没有家庭！""我的太太把一切爱心都给了小孩！"这也是一个人对他或她的配偶的一种感情上的"不忠实"。没有几个人受得了配偶在性方面不忠实，但是又有几个人受得了配偶在其他生活方面不忠实？除了重视性的忠实，夫妻亦应该关心其他婚姻生活上广义的不忠实。

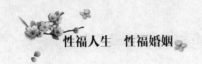

◎ 省思与讨论

1. 请认真地思考在你们的婚姻中，有哪些问题直接或间接影响了夫妻的性生活？

_____

_____

_____

2. 就"外遇是婚姻的癌症"，讨论如何预防和处理外遇问题。

_____

_____

_____

3. 坦诚反省在你的婚姻中，你有否落入广义的不忠实？若有，应如何及时终止呢？

_____

_____

_____

11 与夫妻谈性

真挚的性爱具有无比的威力，

能治愈、更新、恢复、重建并维系夫妻关系。

夫妻双方若肯认识并接纳彼此的差异，

乐意成全、取悦对方，

必能收获那丰富、甜蜜、完全的合一与满足。

蓝色小药丸"伟哥"（Viagra）自问世以来所造成的旋风，已自美国吹到东南亚。记得当年台湾获准进口，一时之间，各医院泌尿科门诊都大排长龙，只为求得一纸处方。似乎只要得到这"仙丹"便可重振雄风，永远威武而刚猛，成为"堂堂大丈夫"。

然而不多久，据报纸杂志报道，许多女性纷纷抱怨，自从配偶使用"伟哥"后，她们非但没有"欲仙欲死"反而"痛不欲生"，甚至有些更年期的妇女还希望有人能研发出让先生"萎而缩"的药物。

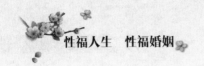

不一定想办"那回事"

这个在婚姻中被认为最令人欢悦、最使人向往、最能代表"二人成为一体"的行为，在现实生活中，却仿佛是许多女性心目中的"苦差事"！到底哪儿出了问题？为什么夫妻之间对性爱的认知与期待有这么大的差异？

美国著名专栏作家安·兰德丝（Ann Landers）曾做过一项问卷调查，问题是：你是否会满足于亲密的拥抱及被温柔地对待，而不想办"那回事"？请回答"是"或"否"，并注明年龄是40岁以上或以下。

结果，回函如潮涌至，总共收到9万封妇女回信，其中有72%的回信答"是"，而在答"是"的读者中，40%在40岁以下。这样热烈的回应所显示的数据是颇具代表性的，许多常被丈夫错怪为"性冷感"的太太们，对此真会有"吾道不孤"的感觉呢！

夫妻关系是人际关系中最亲密的一环，而性爱是这种亲密关系的具体表达，它不仅指实际的性交，也包括拥抱、爱抚、亲吻等肢体接触，更包含对配偶的认识及毫无保留的委身与付出。

性爱境界需培养

夫妻俩裸裎相向时，不仅身体、肌肤、眼目的接触是赤裸裸的，而且感情、心思意念也是敞开的。你不可能向对方隐瞒什么，即使一方以为可以掩盖，但事实上是藏不住的，另一方就是感觉得出来。

性关系就像一面镜子，能反映婚姻生活中的所有层面。所以，许多人婚姻有问题，性生活就不和谐，关键并不一定是出在生理上或做爱技巧上，而是因为猜疑、冷漠、疏离或轻蔑破坏了夫妻双方的亲密感与信任感。

当然还可能有其他原因，如生活步调太快、工作压力太重、卧房不够隐秘、小孩的干扰等，这些也会阻碍夫妻自在地享受性之欢愉。夫妻双方当齐心协力来消除各种障碍。

性爱的境界是需要经年累月慢慢培养的，夫妻双方都得虚心学习。可惜，社会上的不少地方被色情充斥，鲜少能让人得到正面的教导，怪不得有人感叹这是个"有色无情"的时代，也难怪治疗阳痿的"伟哥"会让那么多人趋之若鹜，把它当作"世纪春药"来使用。

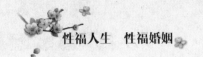

为爱？为性？

还有一点常被一般人所忽视，就是男女在"性反应"方面的差异。做丈夫的请务必牢记：你的妻子不但是与你不同的个体，而且是个独特的"女人"。

有人说男人为"性"而"爱"，女人为"爱"而"性"。这话虽不完全正确，却也包含几分道理。一般来说，女人的性欲起伏与其生理周期有关，男人却随时都会产生性冲动。女人重感觉、关系，比较浪漫，当她感觉被珍爱、被体贴、被欣赏、被重视时，性欲就容易被挑动；否则，她会认为自己好像只是泄欲工具，因而心生怨恨。男人重视觉，很容易因外在的刺激甚至遐思，性欲就被挑动。

质乎？量乎？

一般而言，男人性欲较强，需要次数比较多，较在乎"量"；女人却重内涵，较在乎"质"。夫妻间的性爱不该以"做多少次"来计算，而要以"做得多好"来衡量。然而，此二者并非鱼与熊掌不可得兼。其实，夫妻间的性爱与其说是满足自我需求，不如说是练习体贴对方、不强求自己权利的一门艺术。

生命相依相属的高峰

许多做妻子的，往往对性生活带有成见。每当丈夫有所需求时就认为男人都差不多，成天所想的都是"性"！奈何"那回事"又是婚姻中不得不履行的义务，身为妻子只好忍受。

其实，这是错误的心态。上天既然创造了"性"，又设立了婚姻制度，防止不道德的婚外性行为，且赐福男女在婚姻关系内享受性爱的欢愉、增加彼此的亲密感，那么夫妻便不需矜持，可尽管释放自己，自在地将自己交给所委身的配偶。

丈夫要特别注意了解妻子在情感上的需要，明白她渴望与你亲密沟通，进入你的内心世界。性生活对丈夫来说，可能只是一种短暂的生理现象，对妻子而言却意味着二人生命互依相属的高峰。

"爱"才是灵丹妙药

丈夫平常就应当用各种方式，在人前人后向妻子表达爱意，欣赏她、珍惜她、关心她、尊重她。即使有时双方关系不顺遂，"冷感""冰冷"等字眼也万万不该出口，否则恐怕你将不幸言中——女人是绝对有本事使自己成为你所形容的那副样子的。

切忌只在想做爱时才对妻子说些恭维话或帮忙做家事，因为你虚伪的动机将很快被识破。在做爱时也不应自私地只求自己的满

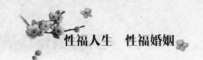

　　足，而应当用温柔、体贴的态度来表达你的爱意。

　　真挚的性爱具有无比的威力，能治愈、更新、恢复、重建并维系夫妻关系。

　　夫妻双方若肯认识并接纳彼此的差异，乐意成全、取悦对方，必能收获那丰富、甜蜜、完全的合一与满足。

　　再次提醒夫妻们："'爱'是到目前为止所能发现的最好的春药。"

◎ 省思与讨论

1. 我与配偶的性生活是否令对方满意？若不是，原因何在？

_____

_____

_____

2. 我应采取哪些行动来改善夫妻间的亲密关系？

_____

_____

_____

3. 在婚姻生活中如何体会"爱是最好的春药"？

_____

_____

_____

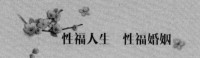
回应与行动

让婚姻再现异彩

（文／以诚）

你新婚之初那由爱所点燃的绚丽烟火是否已经消逝熄灭了呢？若确实如此，正如《与夫妻谈性》这一章所强调的，其原因绝不止于性生活的不协调。

在婚姻生活中，夫妻忙于应付那些永无止境的家庭责任，以致婚姻生活逐渐落入低谷。如果这正是你们目前的写照，建议你们为婚姻生活注射四筒特效营养剂。

首先，营造充满情趣的生活。何不每个月至少一次托人看顾孩子，二人单独外出约会？第二，设法让浪漫的火花继续燃烧。可以用爱的小卡片、突然的惊喜、烛光晚餐或是周末外出旅游等，来增进彼此的感情。第三，夫妻双方不断以鼓励、祝福来增强对方的自尊心。第四，刻意留出时间和精力来享受夫妻间的肌肤之亲。在夫妻关系中，身体的接触是需要一点创意的。"性生活"不等于"婚姻生活"，但对夫妻的恩爱却具有"画龙点睛"之效。

只要肯努力，绝不会太迟。你一定可以让五彩缤纷的爱之烟火，不断在婚姻中绽放。

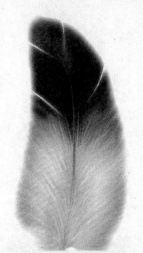

HEALTHY SEXUALITY
AND MARRIAGE

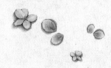

三　婚外性问题

12　婚外性问题

> 如果外遇只是出于社会的引诱，
>
> 那么每个人都有外遇的机会了，
>
> 只是外遇很少只因为社会的诱惑就发生，
>
> 常常是婚姻本身已出了问题，
>
> 夫妻关系出了状况，才会加大外面引诱成功的概率。

婚外性问题，一般所指的就是"外遇"，就是丈夫或妻子和配偶以外的第三者产生性关系，也即婚外情。从字面上看，"外遇"好像是在外头偶尔遇见的事情，但正确地说来，外遇是一种对婚姻不忠实的越轨行为，有一些国家的法律将其称为"通奸"——串通奸淫罪。

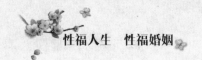

外遇的类型

外遇有程度上的差别，在临床上我们把它分成以下四种类型：

一、交易型

丈夫（妻子）为了寻求性的满足，至风月场所以金钱换取性，其中并无爱情的存在，和一手交钱一手交货的交易并无差别。也许我们以为这并不是外遇，但实际上已经构成了通奸的事实。

二、友谊型

偶发的外遇，例如在舞会、旅途、谈生意或参加会议的过程中遇到异性，彼此相谈甚欢，进而共度春宵。其中一些或许还会因为友谊而继续交往。

三、畸恋型

一对男女已产生了爱情，因而发生长期的婚外性行为，金钱在他们之间已不是先决条件或重要问题；更有甚者，外遇中的女子还拿出金钱来支援男方。这种固定而长期的交往称之为畸恋型外遇。文学作品中经常描述的"相见恨晚"之类，均属于这一类型。

四、姘居型

为了爱情而不顾一切地生活在一起，因为已有了孩子而不能分离，或是有其他的协定而共同生活，这种过着婚姻生活却没有合法的婚姻关系的状态，属于姘居或金屋藏娇，即俗称的讨小老婆、娶细姨。

究竟外遇的案例在人们的正常婚姻中发生的比例有多少呢？外遇一直是古今中外难以消除的社会问题，我们几乎可以说，有婚姻制度存在的社会中就有外遇问题的存在。美国性学博士金赛（Alfred Kinsey）曾经发表过有关美国外遇问题的统计数字：已婚男子有外遇经历的有65%，女性则有25%。

华人呢？根据台湾的家庭咨询中心或其他辅导机构所提供的资料来看，所有的婚姻问题中，外遇问题占了1/5至1/3，这个比例也是相当高的。请看下面的进一步分析：

（1）从性别来看，男性出问题的概率要大得多，占有外遇的92%，女性仅占8%。

（2）从职业来看，工商界人士有外遇的机会最多。

（3）从外遇的类型来看，交易型、友谊型居多，但是以畸恋型、姘居型外遇对婚姻的伤害最为严重，造成婚姻死亡（离婚）的比例也居多。法院的离婚诉讼中，恶意离弃与暴力伤害居前两位，外遇为第三位。

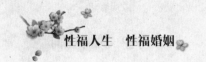

外遇的原因

造成外遇的原因，概略可以分为环境的诱惑、婚姻本身的问题和个人的软弱三大项，分别说明如下：

一、环境的诱惑（外在的吸力）

（1）随着社会的繁荣，色情交易场所越来越多。一些不良茶室、舞厅、咖啡厅、按摩院暗藏春色。

（2）大众传播中的一些广告常常带有性的意味，色情电视、黄色书刊、黄色小电影也屡见不鲜。我们的环境不仅受到工业的污染，也受到性的污染。

（3）社会陋规、不良风气的影响。男人仍存有把女人当所有物的观念，对男女的双重道德标准也客观存在：男人有外遇，称之为左拥右抱，可原谅；女人则被认为是红杏出墙，该死！

（4）性观念渐渐开放，性似乎有失去控制甚至泛滥的趋势。一些地方存在包二奶的不良风气，一些男的有怕跟不上时代、不如别的男人等不正常心理。

（5）因工作上的机会而日久生情。比如医生与护士、主管与秘书、生意伙伴、服务对象、出差，或一般男女同事因工作中时常相处而日久生情。

　　如果外遇只是出于社会的引诱，那么每个人都有外遇的机会了，只是外遇很少只因为社会的诱惑就发生，常常是婚姻本身已出了问题，夫妻关系出了状况，才会加大外面引诱成功的概率。

二、婚姻本身的问题（内在的推力）

　　（1）倦怠感。婚姻是爱情的坟墓，当初的新鲜感、刺激感在婚后渐渐消失，日子平淡得好像夫妻之间既无情话可说，又无友情存在。所以觉得婚姻中缺乏友情的，在外面容易发生友谊型的外遇，自觉缺失爱情的，就可能会产生畸恋型的外遇。

　　（2）婚姻出现某些问题。沟通不良，彼此的怒气恨意没有妥善处理，夫妻变得无话可说，或一说就吵，却和外遇的对象有说不完的话，什么都很投机。丈夫（妻子）有不良嗜好，如好酒、好赌，在酒友或赌友中陷入外遇，或因配偶有不良嗜好，自觉孤单不满而出现外遇。或是夫妻在性方面有挫折，也许男人对性有一些幻想，要求新鲜感、有变化，而做妻子的比较保守、冷漠，不能满足丈夫的需要。此外，现代家庭中夫妻长期分居两地的"远距婚姻"也是一大问题。虽然"小别胜新婚"，但是"长别一定心昏昏"。

　　（3）婚姻陷入危险期。

　　a. 婚姻生活中第7年至第10年：一方面，一些做丈夫的经济能力渐渐稳定，社会接触面广，忙于事业而冷落了妻子。比如有位妻子曾埋怨不愿为妻，宁愿做丈夫的随身手提箱。另一方面，一些做

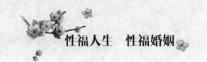

妻子的忙于照顾年幼的儿女，忽略了丈夫也需要她的呵护。曾有一位丈夫埋怨妻子过于专注在儿女身上而忽略了他，情愿当她的幺儿，得享其爱。

b. 太太怀孕期：因性知识不够，认为妻子怀孕时不能有性行为，又无法以其他方式来维持亲密关系及解决性需要，做丈夫的竟以外遇来暂时满足自己，解决性的需要。

c. 育儿期：妻子抚育幼儿期间，由于母性与母爱的驱使，无意中忽略了丈夫和彼此的关系，有些丈夫在这期间容易向外寻找慰藉而出现外遇。有些女人生了第一胎之后，反而有外遇，究其原因：丈夫有子万事足，妻子被冷落了，甚或丈夫把她当老妻了，妻子反而以外遇来证明自己的魅力，或抗议心中的不满。

d. 更年期：对女人来说，有的可能恐惧性生活的结束，以外遇来证明自己。男人则可能怕不再年轻但又不服老，或妻子对行房产生不适感，甚至认为该中止性生活，于是丈夫转而寻求外遇；也有一些中年男人在性欲减退后又进入亢奋期，促使他去找年轻女子。

三、个人的软弱（外遇者应负最大的责任）

除了社会诱惑及婚姻本身的问题之外，外遇发生的最关键因素正在于个人的软弱：

（1）好奇心：好奇心加上冒险心容易导致外遇。因此，声色场所最好不要去，坏的朋友最好不要交，跟着他们走可能某天就会与他们同流合污。

（2）逃避心理：人在生活上、工作上、婚姻上都有一些难题，但有些人不愿意面对问题、解决问题，反而出入声色场所或以外遇为暂时的逃避和满足。

（3）自卑心理：对自我价值产生怀疑，在人际关系上退缩。例如：有一位丈夫薪资比妻子少很多，竟然不敢和妻子同进出。他拼命地工作赚钱，却在领到了比妻子更多的薪水时，开始在外面搞外遇。

（4）反抗心理：夫妻发生口角之后，丈夫夺门而出，扬言要出去找女人，车子发动之后又绕回来，居然开口说："我口袋没有钱，我要一些钱去找女人！"另外一种是做丈夫（妻子）的，因为配偶有外遇，产生一种报复心理：好！你有外遇，我为什么不可以有！

（5）异常心理：或说是好色心理、花花公子、拈花惹草、水性杨花或以猎取女人芳心为乐趣，如烟酒之上瘾般无法结束外遇行为，结束一段又开始另一段。这一类的人有时在婚前就对情侣不忠，婚后一有机会就搞外遇，像是外遇狂一般，表现出强烈的病态欲求。

此外，也许你自认为正直无邪，但也当有所警惕。美国一所大学中的社会系硕士班学生，想从附近风月场所中救几个人出来，于

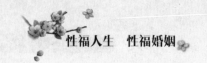

是选派了一个有专业训练且性情、外貌、操守俱佳的人前往。结果，这个被选派的人不但没有成功地开展他的工作，反而陷入脂粉阵中乐不思蜀。性是极强而有力、能使人沉沦的诱因，甚至能让人谈色性（性情）变、近色性变。

外遇的后果

一、疾病方面

性交可能使人染上性病，尤其是当交易型、友谊型的对象是风月场中的人时。性病会带来个人的身体、心理、金钱方面的极大伤害，染病的出轨者也有可能会把性病传染给配偶，对下一代造成不幸。

风月场所附近虽然有不少治花柳病、皮肤病的医院，但这不但起不了警戒作用，反而让一些人有被保护的错觉，认为反正染上了去打针吃药就是了。

二、性生活方面

在发现对方有外遇之后，一些妻子（丈夫）可能会拒绝房事，会觉得不干净，不愿跟别人"共享丈夫（妻子）"。在我们的个案中有一位妻子在她先生有外遇后，拒绝行房已四年了。配偶有外遇后，另一方面也会因为不满而疏远。有位丈夫表示，自从知道妻子有外遇后，就觉得对她"没感觉"了，无法再行房事。

三、外遇是婚姻的癌症

正如癌症分为可痊愈的与不可痊愈的，外遇亦然！交易型和友谊型的外遇比较容易解决，只要个人负起对家庭的责任，并改善自己的婚姻关系，通常可以修补裂缝，重获家庭幸福。畸恋型和姘居型外遇对配偶的伤害很大，最后不是以离婚收场，就是配偶非常无奈又痛苦地忍受下去。不论外遇的过程有多新鲜、刺激和浪漫，外遇的结局多数是悲剧。提防外遇除了"不要有外遇的机会"之外，更要"没有外遇的动机"。

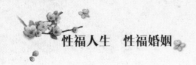

◎ 省思与讨论

1. 你认为还有本章未提到的"外遇的类型"吗？

   _____

   _____

2. 哪一种外遇的类型最不易处理？你处理的对策是什么？

   _____

   _____

3. 为什么说"个人的软弱"才是外遇最关键的因素？

   _____

   _____

13 外遇的处理

如果一位太太知道先生外遇后的反应跟处理方法不当，

他们的婚姻危机会随即而来。

根据临床辅导经验，

可以把太太知道先生外遇后的反应归为几大类：

"追、赶、跑、跳、碰"。

外遇指已婚者和配偶以外的第三者发生性的关系。外遇的程度可从逢场作戏到双方产生友情、爱情，甚至到最后另辟家室同居。虽然外遇有程度上的不同，但外遇的结果常常导致婚姻、家庭的破碎，就好像"外遇是家庭的癌症"。一个人得了癌症，太晚知道或处置不当，如找错医生、乱投药石，会使得癌症恶化，甚至夺去性命。如果一位太太知道先生外遇后的反应跟处理方法不当，他们的婚姻危机会随即而来。

根据临床辅导经验，可以把太太知道先生外遇后的反应归为几

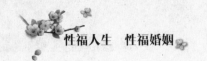

大类："追、赶、跑、跳、碰"。

追——有的太太从旁知道先生有外遇，她的第一个反应是搜查先生的随身之物，看是否有女孩子的信件、相片或两张戏票之类，甚至进一步采取紧迫盯人的方式，花了很多精神、金钱，在先生上班时她就"跟"，下班时就"追"，如果找到证据就"抓"，这种反应可以称为追踪反应。另外有些太太可能出现好奇的反应，在知道先生有外遇后，想进一步追查这个勾引先生的女人到底是何许人物，他们的感情如何，先生是否为她置产，甚至是否已经另筑香巢、生儿育女。追踪或好奇的反应虽很自然，但这并不能直接解决先生的外遇问题，太太往往枉费心思、时间、金钱，反而会招来更多的苦恼。

赶——不少太太发现先生有外遇，立即的反应是极为愤怒，把先生赶出家门是常有的事，无奈有时这样反而把他赶到了别的女人家。有些太太知道先生有外遇时，抓住先生良心不安或有罪恶感的心理，并不直接制止先生的外遇也不表达她的气愤，而是提出一些补偿的条件，比如要求先生对她特别好，给她更多家用私房钱，送给她一些贵重的东西，或要求过户一些财产在她的名下，以换取先生在外的一些自由。这种做法相当于默许先生有外遇，往往使先生得寸进尺，把他"赶"到别人身边，甚至有一天先生公然把外遇的女子带回家里。根据台湾地区的法律，这种默许先生的外遇，或者有引狼入室之嫌的太太，如果事后后悔想起诉丈夫，往往已失去保障期限和权益（若证实配偶有外遇，六个月内必须向法院起诉）。

跑——有些太太在最初得知先生有外遇时，第一个反应是不相信，认为他怎么可能，但是在证实之后却惊慌失措、悲恸至极。有的可能顾虑到先生的声望、地位，不敢向先生点破这个事实而偷偷哭泣，一时忍耐、自认命苦。有的太太则在这种惊慌、自怜之后，因不满而离家出走或跑回娘家。往往她的长辈或朋友给予的劝导也不过是很无奈的一句话："男人就是这样，等他玩腻了，他就会回来。"但是有多少太太有这样的耐心，又有多少"浪夫"真的回了头？更有甚者，有的妻子出走之后，反被丈夫指为不顾家事，抛夫弃子。

跳——太太知道先生有外遇一定会很生气，尤其是当做太太的平日省吃俭用，而先生却在外面把金钱挥霍在其他女人身上，甚至金屋藏娇时，太太真会气愤至极，甚至暴跳如雷，破口大骂！有的太太命令先生下跪认罪，马上写悔过书；有的太太则跑到先生的公司去"跳"、去吵，晚上则拒绝行房，或者到外遇的对象面前说教、痛骂，甚至把她痛打一顿。这些行为也许发泄了做太太的不满情绪，但对于解决外遇问题却可能并没有什么效果，反而会使局面更加恶化，使得先生更疼爱这位被太太打骂的女子。此外，第三者在被打骂之后，也许反而更加坚定了和太太争到底的决心。

碰——一个人在气愤到极点时容易失去理智，进而采取报复的行为。比如太太认为：好！你有外遇，我难道就不能？看看你又能

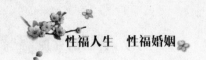

奈我何？结果两败俱伤。有的太太可能以自杀来抗议，心想：我若自杀，他或许会反悔。但曾经有一位太太自杀之后被送到医院急救，护士打电话到先生办公室，通知先生说他的太太自杀了，而先生的第一个反应竟然是问护士："她死了没？"护士要求先生尽早到医院看护被救活的太太，但这位先生却等到下班以后，先去看过他的情妇之后才顺道到医院去打一声招呼。这位太太如果真的自杀死了，先生不但没有像太太希望的那样后悔，反而便宜了先生，他连赡养费都不必付，就可以轻易地和情妇结合。有些太太在气愤绝望之下，很快以离婚要挟对方，有的时候真在硬碰硬的局势下离了婚。

上述的追、赶、跑、跳、碰均是对外遇的消极反应，处理外遇问题应当采取更积极的办法。我们有以下一些建议：

（1）首先太太应当先证实外遇的有无，然后才能接受这个事实，只是凭空追踪有时反倒会令对方假戏真做。

（2）适度地发泄自己的不满情绪，不要去压抑、自怜。

（3）要分清楚先生外遇的程度如何，如果先生的外遇只停在逢场作戏的阶段，不要过度伤害到他的自尊心，使得事情更复杂且加速恶化，终至不可收拾。如果先生外遇时只是看重对方的所谓貌美、性感、年轻等条件，太太挽回婚姻的希望还是很大的。

（4）向可信任的亲戚或朋友倾诉，一方面可以发泄部分情绪，另一方面也可以得到他人精神上的支持，进而理智地共商对策。

（5）了解自己对先生外遇的态度及对今后婚姻的期望，是还想挽回，还是认为彼此已经没有感情，不能忍受这种背叛，宁愿选择离婚。

（6）要了解先生对第三者的态度是逢场作戏还是已经移情别恋，是想全力维护这个婚姻还是已经缘尽情了。外遇是错误的行为，解决外遇先生要负最大的责任。

（7）如果太太或夫妇俩都有继续维持婚姻的想法，丈夫必须要有悔改的诚意，且应立即终止外遇，妻子出自真心的饶恕也同等重要。夫妇俩一起深深地反省，检讨婚姻有无缺失之处，进而寻求婚姻关系的改善，共同以爱心、耐心挽回陷入危机的婚姻。

（8）如果双方已经撕破脸，无法挽回，当然只好寻求法律途径，采取离婚的方法，比如找律师、找证人，办理手续。

（9）想挽回婚姻的夫妇或太太，或许在理智上认同上述建议，但在行为上却无法做到或无法克服心结。我建议他们寻求专业婚姻辅导机构从旁协助，化危机为转机；即使最后的结局是离婚，也盼望能将离婚所导致的家庭或个人的伤害降到最低。

预防重于治疗，与其有了外遇再来求解决，不如婚后努力维护婚姻的幸福，婚前选择对象时也必须特别慎重。婚后切记：远离环境的诱惑（减少"外遇"的拉力），享受美满的婚姻生活（增加"内遇"的吸力）。美国好莱坞巨星保罗·纽曼曾说："我不搞外遇的主要理由是，当你天天在家享用上等牛排，怎会想到外面吃快

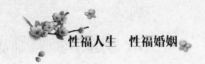

餐汉堡！"

　　万一婚姻出了问题，应像身体生了大病一样（如患了癌症）尽早求助辅导机构诊断婚姻病情，不要讳疾忌医，越弄越糟。

　　最后呼吁社会大众，端正社会风气，人人有责！结婚的人更当洁身自爱，忠贞不贰，坚守"不要外遇却要内遇""婚姻是一生的学习，夫妻是一世的珍惜""将心归家享最爱，守住真爱守住家"的婚姻家庭观，则个人幸甚、家庭幸甚、国家幸甚！

◎ 省思与讨论

1. 请分享一个处理外遇不当和适当的实际例子。

_____

_____

_____

2. 发现配偶外遇又想挽回婚姻，你觉得最困难的是什么？

_____

_____

_____

3. 你对于影帝保罗・纽曼对预防外遇的一番话有何回应？

_____

_____

_____

14 辅导者慎防感情陷阱

> 辅导者不仅是社区的灵魂领袖，
>
> 也是社区民众的榜样。
>
> 所以辅导者的家庭生活如果是成功的示范，
>
> 不仅自己蒙福，也能成为别人的祝福。

　　家庭辅导是社区重要的心理辅导工作，现代人在面对诸多家庭问题、家庭危机以及家庭带来的伤害时，往往会到社区寻求帮助；因此，家庭辅导将是越来越重要的社会工作。社区群众的家庭生活若出现严重的问题而无法解决，将会是心理辅导工作上的一大漏洞。

　　辅导者不仅是社区的灵魂领袖，也是社区民众的榜样。所以辅导者的家庭生活如果是成功的示范，不仅自己蒙福，也能成为别人的祝福。辅导者家庭的幸福、婚姻的美满，应该是社会心理辅导成功的必要要求。辅导者的婚姻如果失败，不仅自己受苦，

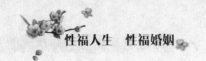

也容易使别人跌倒。若辅导者不能管理好自己的家，又怎能照管好社区民众？

辅导者的感情陷阱

诸多问题中最易影响辅导者婚姻生活的莫过于感情的陷阱，亦即我们一般所说的婚外情或外遇。这些婚外情表面上看似是偶发事件，其实都有迹可循，都经过一段酝酿期，才最终陷入不可自拔的地步。

在辅导者的感情陷阱或婚外情的个案中，除了普遍的原因外，还有其专业上的特殊因素。辅导者除了开展行政、授课、教导、组织活动聚会等公开团体性的事务，服务于社区民众外，还常有关怀探访或个人传讲道理、提供咨询的机会，因而有与求助者的个别接触，有较亲密的互动。再加上辅导者人员所扮演的角色常被认定具有权威、满有能力、很有爱心，而求助者在辅导者面前所扮演的角色常是服从者、依赖者、求助者、受伤者，这两种角色具有强烈互补性：求助者需要辅导者的肯定、安慰、照顾、关怀，需要辅导者协助他们面对生活的困难、信仰的障碍，解决心理的需求。相处之下，二者很可能会落入感情的陷阱。

辅导者落入感情陷阱通常会经历的三个阶段

第一个阶段是彼此的正常吸引

上天造人有两种性别，两性在互动和交往时难免会有好感，甚至于相互喜欢、吸引，这是不可避免的，尤其是在辅导者与求助者之间。但是若没有好好控制、设定界线，就可能会进入下一个阶段。

第二个阶段是潜伏期

潜伏期开始于两性正常吸引中偶尔产生的进一步的幻想，幻想单独交往，有亲密的互动行为。偶尔的幻想很容易演变为经常性的幻想，甚至强迫性的幻想，即不去想都不行，而且是有特定的幻想对象，这便是婚外情的酝酿期。在幻想中常会被私欲牵引，以致付诸行为。其实幻想有时只是短暂的，但是如果有了特定对象，从偶尔变成经常，甚至是强迫的，那就表示幻想已经掺杂了私欲，而且埋下了犯罪的可能性。

第三个阶段是致命的吸引

在这个阶段参与者从幻想发展到婚外情的实际行为，超过辅导者和求助者的正常互动，更包括不正常的性关系。辅导者因其本身

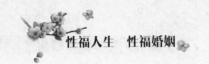

所扮演的角色，再加上往往表现得温柔、体贴、耐心、关心，自然迎合求助者的需要，尤其是当这些人正对情感或婚姻不满时，会很容易对异性辅导者产生情感上的转移。如果辅导者本身的婚姻也不美满，则很容易踏入情感陷阱，进而寻求在与被辅导者的关系中得到满足，不只在感情上不忠，也可能在行为上不忠。

如何提防感情陷阱？

一、承认自己的软弱

婚外情最根本的原因都是情欲，情欲是人类最致命的弱点，最容易成为人的软肋。辅导者亦是普通人，对情欲并没有免疫力，所以在社区历史上有不少辅导者，不论年龄，不论男女，都落入了婚外情的陷阱。所以当我们看到辅导者在这方面失败时，不应指责、批判，以为这种事不会发生在我们身上。有过婚外情的辅导者几乎都在事后发出这样的感叹："我从没想到我会如此！我不敢相信我会变成这样！"所以我们强调：要承认自己的软弱，认识到自己不一定有免疫力，任何事情都可能会发生。在辅导者的培养训练中，不可忽视对辅导者在人性软弱上的认知和提醒。过去我们往往强调辅导者的专业能力和刚强心智，但是在这方面的敏感和警觉也很重要。

二、改善辅导者的婚姻与家庭生活

引发外遇的关键因素无非是外界环境的诱惑，个人的软弱和婚姻自身的问题。辅导者自己的婚姻生活若出了问题，便失去来自配偶的社区工作上和感情上的支持，很容易使一些辅导者借忙碌来逃避婚姻问题，借社区工作来转移注意力，借社会心理辅导的成就、受到的爱戴来补偿自己，以致原本就有问题的婚姻陷入越来越深的困境，甚至到了婚变的边缘。因此，不仅一般人需要重视夫妻之间的相聚、性生活的和谐以及夫妻的共同学习与成长，辅导者更是如此。美满的婚姻生活能增强辅导者抗拒诱惑的能力。

三、维持辅导者间的扶持关系

许多辅导者常常是孤军奋斗，尤其是在独自一人做社会心理辅导的社区中，辅导者很少有分享和分担的对象，只得将社会心理辅导的压力、婚姻的困难、个人的软弱隐藏在心里。日子一久，很容易酝酿成更严重的问题，导致情绪的崩溃或婚外情。辅导者有时容易否认个人的需要和软弱的事实，常常把自己看成无所不能或有求必应的完人，以致许多辅导者有所谓的"超人症候群"，在这种情况下便会衍生出许多问题。所以除了家人、朋友和求助者之外，辅导者应当特别看重与其他辅导者的扶持关系。若是一对一的，辅导者应当是同性。定期或不定期的同性小组互动对辅导者有很大的帮助。一方面可以纾解压力，另一方面也可以交换辅导心得，过度自

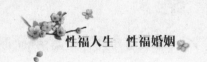

我期许和助人不设界线的错误也能得以察觉和改善。

四、设定两性互动的界线

因心理辅导工作的特性，几乎很难规定辅导者不能单独与异性互动，尤其对单身的辅导者而言更是不可能，而且也不必要。不过应当设定与异性接触的界线，包括：避免长时间与固定的对象处于隐秘、封闭的场所，如辅导者的办公室或房间等；对人际互动时礼貌上的肢体动作、身体接触也要非常注意；要更注意彼此谈论的话题内容，不要轻易从辅导者的关心变成个人的关心，或出于私情的关心。有一个具体的原则或许可以帮助辅导者设定两性互动的界线：不论在何种时空、情境下和异性互动，事后是否可以将整个过程一五一十地讲给你的配偶听？或是想象一下，如果互动的过程被拍成录像带，是否可以坦然地让配偶看到整个过程？

五、留意一些危险的信号

首先从求助者的方面来看，求助者基于个人的需要以及当时的心态、期盼、想象，容易误解辅导者人员的言行举止，以为是对求助者个人特别好、特别关心，或是对他个人有意思，因此辅导者人员必须留意。需要特别警惕的求助者包括以下五类：①童年受过虐待、遗弃、伤害的人。②正陷入人生的危机、困境，如失业、分居、离婚、至亲的死亡的当事人。③自我形象低微或强烈需要被肯定和关爱的人。④为了引起辅导者的注意或关心，言行上暗示或明白地表示爱慕辅导者的人。⑤过度依赖辅导者甚至黏着不放的人。

从辅导者方面来看，下面这些辅导者落入感情陷阱的可能性较大：①处于中年期，尤其是意识到中年危机的辅导者。②男性辅导者。③生活或服务社区民众的压力太大，感到烦躁、倦怠的辅导者。④对社区工作失意或得意的辅导者。一个人在失败时较想要寻求慰藉，若从配偶那边得不到支持鼓励，便容易去寻找第三者；一个人在成功的巅峰状态，则会希望与别人分享，如果配偶不是他的分享对象，那么仰慕他的人便容易成为第三者，再加上成功的人常会自以为刚强，结果反而容易跌倒。⑤常在隐秘场所与异性求助者接触的人，尤其是从事咨询工作的辅导者。⑥夫妻关系疏远或与配偶长期分离者。⑦婚姻不美满，常有冲突，性关系不协调却不知如何改善的辅导者。

六、计算代价

辅导者预防陷入婚外情的方法是多考虑若不幸中招所需付出的高昂代价，包括：①配偶的伤痛、失望、愤怒。②对子女造成的伤害。③辅导者失职带来的羞愧、名誉的损失。可见辅导者要为婚外情的行为付出很大代价，所以千万不要以身试"火"。

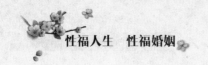

结　语

目前辅导者的物质生活多有改善，离职、退休后的生活也得到具体的照顾，但相对的，对辅导者家庭生活的关心还是不够，而这却是避免辅导者落入感情陷阱的有效方式。辅导者的家庭生活除了本人和配偶要努力经营外，社区民众也应当关心、体谅、鼓励。盼望每个社区都成立"辅导者关怀委员会"，对辅导者家庭生活有更具体的关怀措施。如"国际真爱家庭协会"多年来持续为辅导者家庭举办夫妻营或家庭营以关怀辅导者，对辅导者提供了具体的支持。

◎ 省思与讨论

1. 你是否同意每个社区都设立辅导者家庭关怀委员会，为什么？

_____

_____

_____

2. 本章内容对你或你的社区有何提醒或帮助？

_____

_____

_____

3. 对于"辅导者和辅导者家庭关怀"，你和你的社区能采取哪些实际行动？

_____

_____

_____

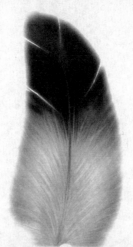

HEALTHY SEXUALITY
AND MARRIAGE

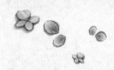

四　婚前性问题

15 婚前性问题

性既然是人的本能，

单身者也一定会有这方面的欲望与需要，

应该适当地处理，

使性不致成为我们心理的困扰、信仰的障碍，

并使我们能保守清白，

不使个人神圣的身体被玷污。

在单身族群所面临的问题中，性需求常造成生活中隐隐的不安与挫折。适婚年龄族群里不论是未婚、丧偶还是离婚的男女皆不能幸免。

我们都是上天创造的有性别之人，生活与性是相关联的。单身的人有性欲的需求，这是正常的现象，无须祷告求上天除去性欲。反倒是没有性的念头或欲望，才是单身者要担心的事。若有这种现象，根据临床案例研究，一般有下列几项原因：①对身体、性特

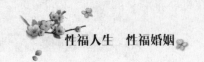

征、自我形象及性角色的认同有偏差。②因在异性交往上曾经历挫败而排斥性。③对异性有不正常的恐惧感、污秽感、罪恶感而压抑性、排斥性、拒绝性等，不承认性的正常存在。

以上所提的心态固然不正确，但社会上另一种过分强调性的必须性的看法亦有其偏差。时下常用"食色性也"强调性的必须性，把"色"与"食"相提并论，似乎意谓性需求如饮食一般，没有不行。事实上，性虽是人的本能需求，但不若"食"之不可或缺。没有食物人会饿死，但从来没有人是因性饥渴而死亡的。

偏差的性观念

有时因为媒体的过度渲染，强调要满足性需求，再加上"食色性也"这句话，常让单身者把性当作一种很随便的东西，认为性需求一定要被满足。在这种驱力下，单身者很容易陷入糜烂偏差的性关系里。

另外，有些人虽不致有过度性开放的作风，却又受不了性需要的困扰，结果只好以随便结婚来解决。若把解决性需求当作结婚的动机而草草踏入婚姻，这是极为不正确且不负责任的做法，其结果难以预料。

单身者如何正视性

单身者面对性需求有几个原则可依循：

一、必须承认我们都有性爱的需求

首先，我们要坦诚接纳我们是被上天所造的有性爱、有感情需求的人，进而了解自己对性的态度及感受，以及个人欲望的状况。

二、保持清洁的心思意念

由于现今电视、电影、画报、杂志等大众媒体中有太多有关性的报道与描述，容易使单身男女产生性幻想，进而挑起欲念及冲动，甚至造成未婚性行为的发生。控制的方法就是清洁心思与意念，控制性的冲动，避免被性冲动所操纵。

因为人的行为是由心思意念促成的，若脑海中充斥着性幻想而不能自制，则会产生一连串不正当的行为。

三、建立基于友情而非性爱的两性关系

一些单身者认为，一旦和异性交往就会受到刺激、产生幻想，甚至出现不洁的想法，因此干脆拒交异性朋友，这是一种消极的、不正确的观念。性与爱的结合虽是专属夫妇的权利，但单身者

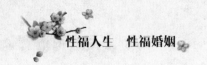

仍可建立有爱无性的友谊，两性之间的友情并不需要植根于肉体的满足。

四、导引性需求为待人处事的驱动力

成熟的人懂得节制，并适当地转移、升华性的欲望，如将注意力移转至工作或做耗费体力的运动，甚至可以升华成为学业、事业的动力。若能将性的需求予以升华，会对一个人有很大的帮助。性需求的转移、升华并不是件容易的事，它让许多人感到苦恼，但靠着师长朋友的帮助与个人对毅力的操练，任何人都可以增强这方面的能力。

坚持正确的原则

最后，单身者若能在日常交往中找到同性的亲密朋友，当遇到困扰时可以彼此倾诉鼓励，交换彼此处理困扰的经验有相当大的帮助。

值得注意的是：切不可以观看成人影片以满足性需求，如此不但不能解决问题，反而会引来更多的困扰。性既然是人的本能，单身者也一定会有这方面的欲望与需要，应该适当地处理，使性不致成为我们心理的困扰、信仰的障碍，并使我们能保守清白，不使个人神圣的身体被玷污。

　　现今社会中充斥着各种错误的性观念，一个人若要坚持原则，将受到许多挑战与试探。唯有建立正确的观念，再加上社会对单身者的教导与帮助，方能让年轻朋友们顺利走过这段有性需求的单身时期。

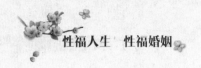

◎ 省思与讨论

　　1. 请深入讨论为什么为解决性需求而结婚是不负责任的行为？

_____

_____

_____

　　2. 请与几位知心的同性未婚好友（或在社团中）坦诚分享个人如何面对性需要的切身问题，并互相祝福勉励。

_____

_____

_____

16 性不性由你

如果性教育、性道德的发展程度

与对"性"的态度与行为的开放程度，

两者之间的发展不平衡的话，

性的开放反而会造成很大的问题。

　　有一次我（高芳）应邀到一个教会的夫妇团契进行夫妇性生活的专题演讲，在邀请时，他们的主席再三强调会来的人大概不多，因为这个题目他们的教会从来没有讲过，可能许多人会不好意思来听。结果那天一到会场，连我都吓了一跳，参加的人数多到原本安排的教室容纳不下。会长紧急询问牧师是否可以把讲座挪到礼拜堂，牧师刚开始还有一点为难，不过看到这么多人，只好勉强答应。那天演讲完毕后，一位在这里聚会37年的参会者告诉我：他在这个教会这么多年，这是教会第一次公开谈论这个主题，更难得的是可以在礼拜堂中举行，还能借此邀请到不少小区

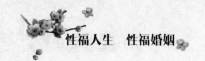

的朋友一起来听讲。

"性"的公开讨论在今天是越来越普遍了，听的人不会脸红，讲的人也不会不好意思。不过，如果性教育、性道德的发展程度与对"性"的态度与行为的开放程度，两者之间的发展不平衡的话，性的开放反而会造成很大的问题。

青少年的性问题

最近国际各种研究性方面的现代问题的专家都一再强调：青少年已经面临性泛滥的危机。在此情况下，似乎一个人婚前若无性经验反而会变为"异类"。从社会现象来看，这几年所发生的重大性犯罪案常常不只是由成年人所犯，15岁到19岁的青少年所犯的比例越来越大。青少年性犯罪的原因归纳起来主要有以下几个：

一、学校的性教育不够落实

正如前文所强调的，如果没有正确的性教育作为配合，而只在性观念方面开放是非常危险的。

二、婚姻、家庭中的一些危机造成青少年反叛的心态

一些家庭中的婚姻或其他问题对青少年造成了不良影响，以致他们对两性关系采取一种随便甚至放纵的态度。

三、社会的诱惑越来越多

早期城市住宅区内的大街小巷，很少会看到色情海报或色情场所，但现在住宅区内的色情问题却成为社会之瘤，残害了许多青少年，不知已有多少人在这样的社会诱惑里受到污染，甚至身陷其中而无法自拔。这些犯下重大性犯罪案的青少年，几乎都受到色情传媒的不良影响。

有一次我（高芳）的一位外国朋友，应邀到台湾主持一系列的演讲，回美国之前他希望我陪他到台北逛夜市、看夜景。当我们逛到西门町一处时，无意间听到背后好像有人在谈生意，仔细一听才知道是色情买卖的推销。我听到一个大人说："要不要？全套服务每人三千六。"我好奇地转头一看，竟然是皮条客向两位还背着高中书包的青少年推销色情生意。我原以为这两位青少年可能会搞不懂是怎么回事而走开，就算知道也会觉得不好意思而快闪，但是出乎我意料，其中一个男孩子明显懂得行情，还会杀价，说："三千啦！"结果三个人就一起走开了。我们实在很担心社会诱惑和风气的败坏已让不少青少年受到严重的伤害。

先尝禁果，后尝苦果？

越来越多的未婚男女主张，只要我们喜欢就可以上床性交，抱着"性不性由你"的态度。我相信可能也有不少的适婚男女在这样

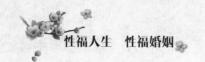

的观念和社会潮流中，以为跟一个喜欢的人上床是应该的，甚至误以为维持男女的亲密关系就是维持性的关系，恋爱中的男女就更没有拘束了。从辅导婚前性问题的经验来看，婚前就抱着"性不性当然是由我"的观念而发生了婚前性行为的，大概可以归纳出以下的几个原因，而从这些原因当中可以发现它们背后的问题。

（1）不论是已经到了真正相爱的程度，还是只在交友阶段就发生婚前性行为的男女，通常都有冠冕堂皇的借口，而这些借口往往是一种错误的观念。男人常会对女人这样说："我因为爱你，所以才想跟你有性关系，如果你爱我，就要跟我有性的关系。很多男孩子都是这样！"而女孩想："好吧！我如果给你性就能抓住你，跟你有了性关系以后，你就一定会跟我在一起。"实际上，他们的感情不一定真的能够开花结果，但是因为这个错误的借口而有了性，无奈之下，不得不继续交往。有些人之所以和某人结婚，仅仅是因为与之有了婚前性行为而不得已，而"奉子成婚"的也大有人在。在美国20到24岁结婚的人当中，有1/3的人就是"奉子成婚"。

（2）有人说，婚前性行为对适婚年龄的人来说绝对是安全的，因为我们已经有了所谓的避孕知识，而且现在要避孕也很方便，所以婚前的性行为绝对不会有所谓的后遗症。但是我们知道，美国人接受性教育较早，然而在这样的社会里，每年仍有不少未婚男女"奉子成婚"或成为未婚妈妈，甚至更多的人选择堕胎了事。

　　事实证明，所谓安全的性也会有不幸的结果，这还不包括未婚男女染上各种性疾病的情况。

　　（3）有了性之后，在我们选择对象的时候，男孩子认为："我因为爱你所以要跟你有性关系。"女孩子认为："我跟你有了性关系以后就要死跟着你。"到最后他们之间的爱，想跟对方在一起的决定已经是非理性的，甚至可以说是非常牵强的。所以因有了婚前性行为而结婚的人，在结婚后后悔的概率相当大。那么多的婚姻问题中，不会有夫妇将他们婚后发生的哪个问题归咎于婚前没有发生性行为，可是却有许多婚前性行为给婚姻带来了严重的后遗症。据统计，特别是在国外，许多有婚前性行为的人不见得只跟一人有过婚前的性行为。但是性对人来说，又不像男女一起去吃顿饭这么随便，尽管他们很想把性行为就当作这么一回事。人的性跟动物的性最大的差别在于人有人性，所以有过性行为以后，尤其是跟一个人以上发生过性行为之后，很多人就会留下这些阴影：常常会比较、忘不了，甚至会不安，因为怕以前跟其有过性行为的人分手后会把他们之间的性事告诉现在的男朋友、女朋友，或是先生、太太。于是他们结婚之后会产生一种焦虑感，或是对配偶不信任。那么为什么婚前就有亲密的性行为的两个人，婚后仍会彼此不信任呢？以下是一个案例：

　　　　一对男女结婚前谈恋爱，订婚以后曾经在一次约会里

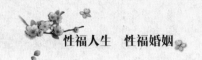

两人亲热了一番。女方的个性是比较开朗的，她问她的未婚夫：这是你第几次跟女孩子这么亲热？男方愣了一下，没有回答而反问她：这是你的第几次？女方回答说是第三次，男方听了很好奇，就问她前面两次的情况怎么样。女方想反正已经订婚了就告诉他：第一次是与她第一个男朋友，在大四的时候发生的，但是毕业后就分手了，感情也没有继续发展；第二次是在毕业以后，在第一个学校教书时跟一位男老师，后来离开那个学校也散了；这次是第三次。没想到男生听完却心神不定，从此对未婚妻的信件来往，及跟异性的同事或朋友来往都非常敏感，甚至有时候表现出非常不信任的样子。女方受不了这样的困扰也为了让对方安心，于是决定提早一点结婚。照理说结婚了男方应该就会安心下来，不再担心，但就在他们洞房花烛夜的晚上，先生跟太太亲热到一个程度时就进行不下去了，因为他心里不断在问：这种动作她跟别人做过几次？这是她的第几次？

（4）很多时候，婚前性行为虽然是两人心甘情愿的，但在婚姻问题产生的时候，亦难保不会让人产生不安或不信任的感觉。在美国有这样一个关于有过婚前性行为，婚后产生外遇的统计：婚前有性行为者其婚后外遇的概率是婚前无性行为者的7倍。这表示婚

前有性行为的人的自我节制能力比较弱，因为"性"与"不性"的
行为常是在考验一个人的自制力。不错，有时候男女在恋爱的那种
气氛、情境之下，难免会有幻想甚至倍受诱惑，如果节制力不够，
可能就会有婚前的性行为。婚前尚且如此，婚后自然也会，两者的
差距多达七倍，这是一个非常重要又严肃的提醒。

（5）另外，虽然很多人说："只要我们喜欢，况且我们已经
相爱了，为什么不能有婚前性行为呢？"可是做了那件事以后，常
会破坏婚前男女交往的最主要目的，即让彼此能够更深入地了解对
方。有了婚前性行为以后，许多男女约会最主要的目的常只是想做
那件事情，不管曾经多么渴望在一起相处，只要是有了性行为以
后，性常常就成为他们最主要的期盼，不再尝试去深入了解对方
了。现在谈恋爱的男女一旦有了性行为以后，相互的了解常常就只
停留在身体的部分，因而有不少因婚前性行为而结婚的男女，把对
方的身体摸得很透彻，可是却触摸不到彼此的内心。还有，有了婚
前的性行为以后，男女两人有问题的时候常借助性来化解，以致缺
少在婚前真正应学习好的沟通、讨论与化解冲突等技巧。到了婚
后，虽然两人似乎觉得很相爱，彼此很需要，但是婚姻如果仅靠着
彼此很需要，而不是真正地了解对方、真正地掌握了良好的沟通方
式，婚姻是非常危险的。

（6）有些人振振有词地说："如果我跟某人上床那是因为我
很爱他，他也很爱我才会愿意和我发生关系。"有些男孩子更坦

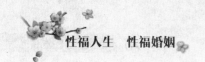

白，只要女孩不拒绝就奉陪，反正对自己并没有损失。但他们应该知道，如果你爱那个女孩而跟对方发生性行为，从前面的个案和分析可知，你有很大可能会伤害到对方。如果你说，反正我不爱他，是他要的，我也没吃亏，这种观念和行为其实是伤害了自己，更不用说现在的性病越来越令人担心，尤其还有艾滋病。很早就有人预估艾滋病会在异性恋的群体里面传播，不只限于在风月场所来往的人，比如一些性开放的年轻人就是高危人群。据国际卫生署的调查，泰国清迈雏妓的比例很高，而每4个雏妓当中就有将近2.5个有艾滋病毒阳性反应。有很多男人喜欢到东南亚"观光"，他们以为很安全，但是谁知道？艾滋病并不像一般的性病，有无感染可在三五天之内马上知晓，或者用最好的抗生素就可以把它治疗好。艾滋病的潜伏期长达五年，但很多人不了解，回来后没发现就以为没问题了。很多太太就是这样莫名其妙地被传染，怀孕之后又把艾滋病传给自己的儿女。这类不幸的个案现在越来越多。

性不性由你

"性不性由你"这句话可以有两种解释。一种是我可以随心所欲，想怎样就怎样，只要我喜欢就行，反正别人都这样，我不这样反而跟不上时代。但是对婚前性行为抱有这种随便的错误观念是会有危险的，甚至会贻害终生，连下一代将来也可能会受到伤害。"性不性由你"的另一种意思是，性不性可以由我决定，我可以说"不"，我可以节制，把"性"这个上天留给我们的最好的礼物，保留给受祝福的婚姻关系，然后与配偶共同享受蒙福的性。基督徒认为性是上帝赐给人最好的礼物之一，不但是美好的，而且是神圣的。我们不排斥性本身，而是鼓励美好的性必须出现在一个神圣的、祝福的婚姻关系里面，只有这样才不会出现前面提到的后悔。

虽然美国已经有将近3/4的男女有婚前性行为，但是近几年美国已经开始发动"真爱要等待"运动。该运动大力号召婚前不发生性行为，如果已经有了性行为要赶快终止，为了爱自己、保护自己，把最好的留到成熟的婚姻里面。以前如果结婚前没有性经验会被人取笑，可是现在很多美国年轻人敢穿写有以下字样的T恤，还敢在有这些字样的卡片上签名："处子之身是我的荣耀。""婚前不要有性行为，婚后不要有婚外情。"东方社会的一个很大的危机就是常常随着西方的潮流走，可是西方社会的东西并不一定都是对的且适合东方的，更何况，在西方已经尝到"性不性由你"的泛滥带来的恶果，开始回归合乎人性、合乎上天祝福的两性关系时，难道我们还要继续他们曾经的错误，直到付出同样的代价才醒悟吗？

人性的可贵在于可以自我控制、节制、尊重和自爱。我相信每个人对人性看重的程度，可以从对"性不性由你"这句话的态度看

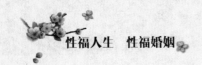
出来。你选择的是随便的、妥协的、泛滥的，或是自爱的、节制的、尊重的，你对性是否愿意等待，你们的性是否基于真爱，这其中的分别是很大的，但决定权在于自己。但愿每一个负责任的男女都能做出正确的选择。

⊙ 省思与讨论

1. 分享你所知道的青少年性问题，以及产生问题的主要原因。

_____

_____

_____

2. "先尝禁果，后尝苦果"还有哪些你所知道的实例。

_____

_____

_____

3. 你对于"真爱要等待"运动的看法是什么？如何在你的小区或学校有效地推行这个运动？

_____

_____

_____

17 真爱要等待
——与青少年谈性

亲爱的小珍：

　　自从你搬到麻州后，我们就难得相处。前不久，趁赴美之便到你们家小住几天。乍见到你，我几乎不敢相信，才几年不见，我印象中的小女生竟变成眼前亭亭玉立的青春淑女。

　　和你母亲闲聊时，我看得出她颇有"吾家儿女初长成"的喜悦，但也感受到她内心深处那份牵挂。的确，处在这个"性泛滥"的社会，要适时而适宜地保护女儿免受污染及伤害，真不是易事。

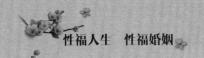

你落伍了吗?

各类传播媒体、计算机网络正无孔不入,不断传播扭曲的性观念,而学校又提供了怎样的性教育呢?只是所谓的"安全性行为——记得用保险套!""别忘了吃避孕药!"……其实这根本就是误导,反而使青少年陷入更大的危机。

再加上同侪的压力——你提到女同学间常常窃窃私语,谈论性经验。似乎像你这种连点边都沾不上的,已被看成是异类。你说你有时候觉得好孤单,不禁困惑,妈妈的叮咛是不是已经落伍了?

付不起的代价

小珍,我常为你感谢上天,因为你生长在敬畏上帝的家庭里,你爸妈虽不是十全十美(我明白,在青少年眼中,很少爸妈会合他们的意),但他们从你小时候就以圣经真理及彼此相爱的身教来塑造你,相信在你成长的过程中,他们的人生及价值观已深深影响了你。

小珍,你是个幸福的女孩,你的家人彼此非常亲密,你有很深的归属感。但是,许多女孩与家人很疏远,又对自己缺乏信心。她们渴望被爱，渴望有亲密的关系，以为"性关系"会带来亲密感，以为男孩说"我需要你"就是"我爱你"。她们怕因拒绝而失去心仪的男孩，甚至会主动用"性"抓住男孩浮动的心。她们冒着得性病、怀孕的危险，献出自己的身体，换得的是什么呢？不过是一颗破碎的心！

希望你不是只看到她们在人前的欢笑和炫耀，而能看到她们暗地里的迷惘与无助。在她们需要时，别忘了伸出友谊的手，但却不要重蹈她们的覆辙。

生命的联结

小珍，千万别误会，以为我们反对青少年间的性行为，就等于认为性爱是不好的、不该谈论的。相反，我们认为性爱是上天非常美的设计。你知道吗？夫妻"做爱"，在希伯来语中的意思就是"认识"。

上天起初的心意是让两个相爱的男女在婚约的保护下，因着"性"的结合，表达彼此更亲密的认识及整个身、心、灵成为一体的关系。

当一个女人与一个男人裸裎相向时，等于表示对对方完全坦诚、信任，毫无防卫之心，而这是必须在彼此有充分的安全感之下才能达到的境界，这种安全感唯有在婚约的承诺下才能提供。

男女性交等于是签下一份生命联结的契约。所以，在还没下决心要与对方生命结合之前，若做出生命结合的举动，就与它的本意相矛盾，因而会引起彼此的冲突。

欢乐短暂，后果严重

小珍，你可曾觉得纳闷：明明看见某女孩跟她的男友亲热得很，怎么忽然就吹了呢？很可能就是因为他们自从有了"超友谊"的行为后，双方的关系产生了微妙的变化：一方面（通常是女方）想进入更正式的关系，另一方面（通常是男方）却尚未准备好要接受这种关系，因此反而想躲避，甚至开始厌恶对方，其间夹杂着许多焦虑、不安、挫折，最后导致分手。这种事情经常发生。

再打个比方来说吧！当你和某人有亲密的性关系时，就好像你给了他某种宝贝，这宝贝并非身外之物，你是将自己的身体给了他，而且永远没有办法再要回来。所以，婚前性行为实在是"欢乐最短暂，后果最严重"的不智之举。

守贞的誓言

小珍，你听过"真爱要等待"运动吗？1994年7月底的清晨，有将近1000位青少年聚集在美国首府华盛顿纪念碑四周的草坪上，插下了超过20万支小卡片，每张卡片都写着青少年们签了名的誓言：

我深信真爱要等待，因此我向上帝、我自己、我的家庭、我约会的对象、我未来的配偶以及我将来的孩子立下誓言：我要在性上持守贞洁，直等到我结婚那日。

至今，全世界已经有超过300万青少年响应此运动，我相信你也会乐意签下这"持守贞洁"的誓约。

最珍贵的献礼

小珍，你并不孤单，因为有越来越多青少年醒悟到：除非男女间有真正的爱、信任、忠实和委身，否则，性爱一点儿也不美。

小珍，你的身体是上帝照他自己的形象所造的，是非常美、非常尊贵的。你要善自珍重、好好顾惜、耐心等待

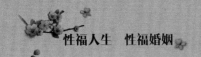

能够真正爱你、体贴你、尊重你、接纳你，决心与你共度一生的伴侣出现。那时你就能把你最纯洁、最美好的自己，在结婚那日献给对方。

　　祝福你！

　　　　　　　　　　　　　　　　爱你的怀恩阿姨

给未婚男女的讯息

只要约会不要性

◆建立健康的两性互动关系，培养更多兴趣与嗜好，参与各种运动，参加各种青少年的团体。

◆限制二人独处的时间，多与家人及其他朋友共处，才不致整天二人单独腻在一起。

◆计划约会的内容，免得在一起无所事事，满脑子只想到"性"。

◆不要二人单独待在黑暗或人迹罕至的地方。

◆不要把自己放在无法掌控和易受试探的情境中，如二人单独关在房间内。

◆不要太相信自己的意志力，要订下肉体接触的界线并严格把关，须知持久地亲吻会引致爱抚而导致性行为。

◆拒绝参加"危险的游戏"，保持清醒，远离酒精和毒品。

◆家人不在时，不单独在家里接待异性朋友。

◆避免接触会挑旺情欲、刺激性欲的事物，如色情图文、电影、电视等。

数字会说话！

◆每年全美约有100万名15至19岁的少女怀孕。

◆全美17岁以下怀孕的女孩有超过80％生下婴孩，而后靠社会福利金过活，每年花费210亿美元。

◆大约29％性活跃的少女感染衣原体疾病（Chlamydia），美国每年有400万人感染此病，其中一半是15至19岁的女孩。此病若不及早妥善治疗将导致不孕。

◆一项研究显示：经过三年追踪，性活跃的大学女生，有43％感染人乳头瘤病毒（HPV），它会导致子宫颈癌。

◆每年有300万青少年得性病（STDs）。

保险套不"保险"！

根据统计，只有5％至17％的人在从事性行为时持续使用保险套，而在成人性伴侣中，即使有一方感染了艾滋病毒（HIV），另一方固定用保险套的比例也不超过50％。

可想而知，青少年每次从事性活动时使用保险套的概率会有多高？仔细想想吧！"不漏"的保险套再加上杀精虫的药，也只有86％有效，更别提20％的保险套有裂缝了！

大有起色

美国在花了纳税人30亿美元教导所谓"安全的性"之后，青少年性行为的活动不减反增。

而2006年的一项研究显示，自从美国青少年接受"持守贞洁"的教导课程后，性行为的活动减少了54%。

于是，美国国会制订2.5亿美元预算，分五年的时间划拨给教导"持守贞洁"课程的组织，成效相当显著。